Die Kraft des
Meeres
und wie es uns guttut

Ich widme dieses Buch meinem Mann Brian, der mich bei der Arbeit liebevoll unterstützt hat, und meinen Eltern Lorraine und Harry, die meine Begeisterung für die Natur gefördert haben.

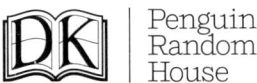
DK | Penguin Random House

Für die englische Ausgabe:
Autorin Dr. Deborah Cracknell
Projektleitung Kate Adams
Projektbetreuung Leanne Bryan
Illustration Grace Helmer
Gestaltung und Satz Caroline Alberti

Für die deutsche Ausgabe:
Programmleitung Monika Schlitzer
Redaktionsleitung Anne Heinel
Projektbetreuung Doreen Wolff
Herstellungsleitung Dorothee Whittaker
Herstellungskoordination Arnika Marx
Herstellung Christine Rühmer

Übersetzung Wiebke Krabbe, Damlos
Lektorat lesezeichen Verlagsdienste, Köln

Titel der englischen Originalausgabe:
By the sea. The therapeutic benefits of being in, on and by the water

Der Originaltitel erschien 2019 in
Großbritannien bei Aster, Octopus Publishing Group Ltd, London.

© der deutschsprachigen Ausgabe by
Dorling Kindersley Verlag GmbH, München, 2019
Ein Unternehmen der Penguin Random House Group
Alle deutschsprachigen Rechte vorbehalten

ISBN 978-3-8310-3735-3

Druck und Bindung in Tschechien

www.dorlingkindersley.de

Hinweis
Die Informationen und Ratschläge in diesem Buch sind von der Autorin und vom Verlag sorgfältig erwogen und geprüft, dennoch kann eine Garantie nicht übernommen werden.
Eine Haftung der Autorin bzw. des Verlags und seiner Beauftragten für Personen-, Sach- und Vermögensschäden ist ausgeschlossen.

Die Kraft des
Meeres
und wie es uns guttut

Dr. Deborah Cracknell

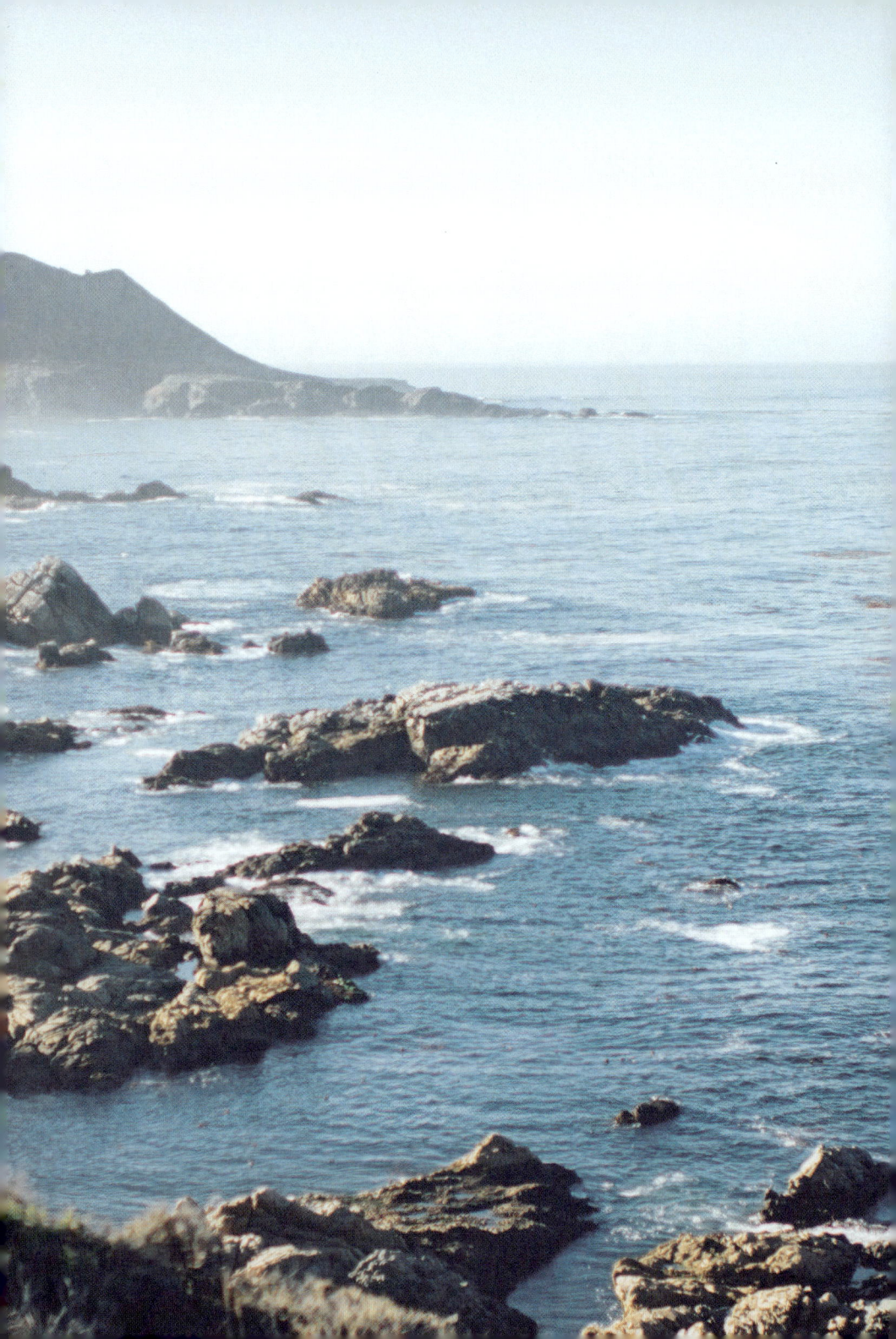

Inhalt

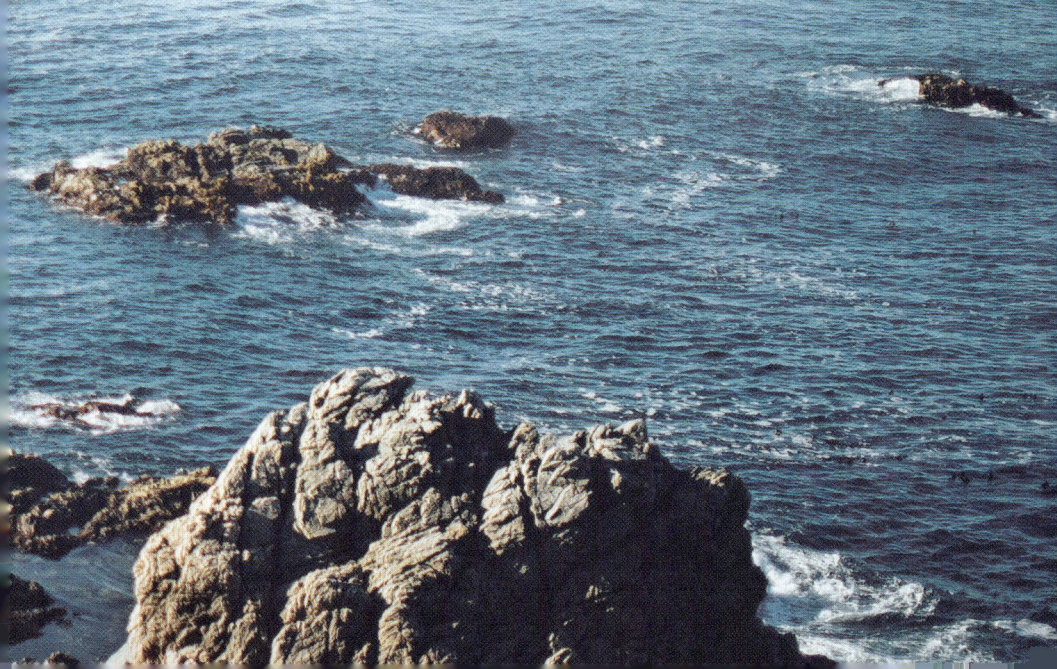

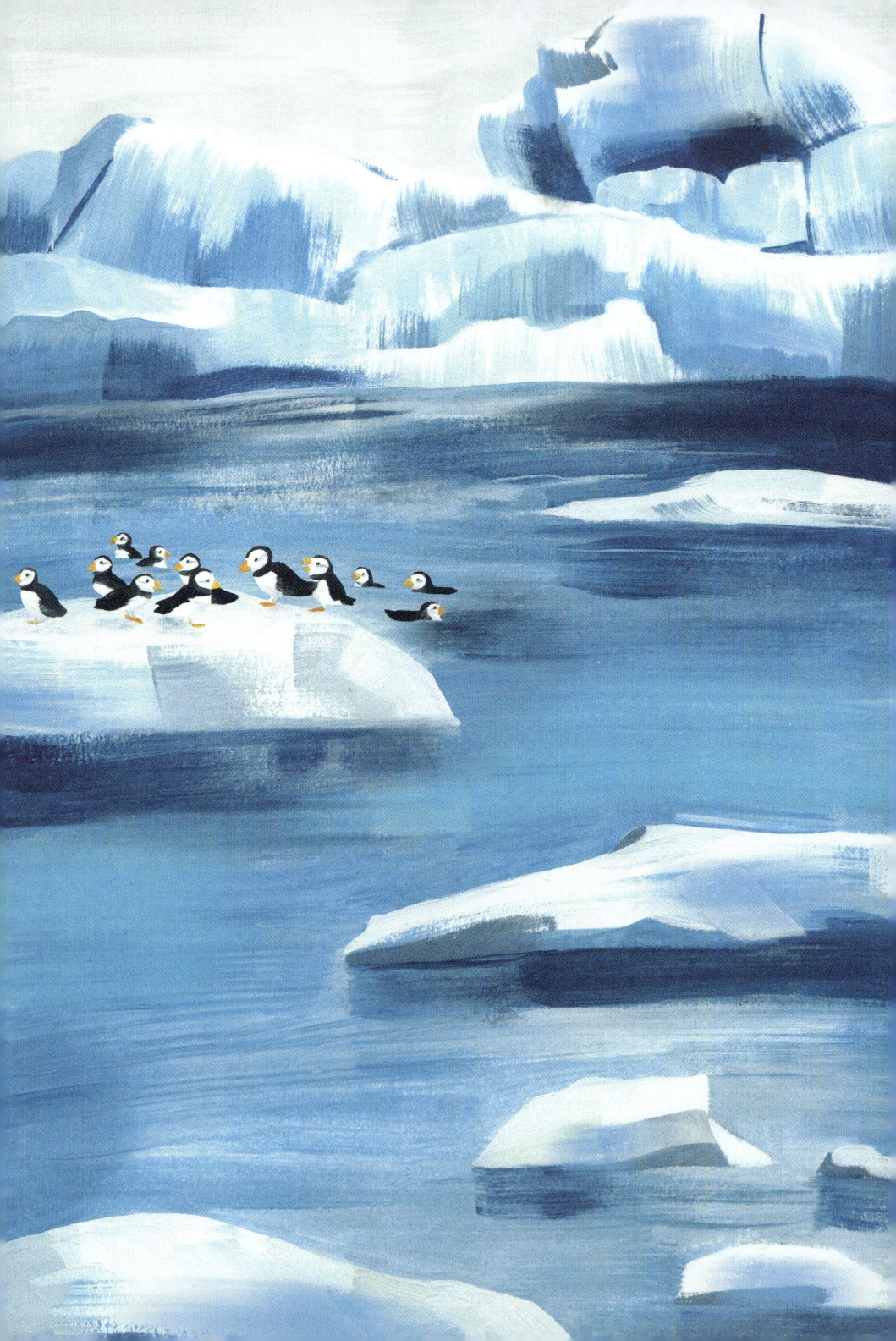

VORWORT

〜〜〜〜〜

»Der Ozean kennt keine
völlige Ruhe. Das gilt auch
für den Ozean des Lebens.«

— Mahatma Gandhi

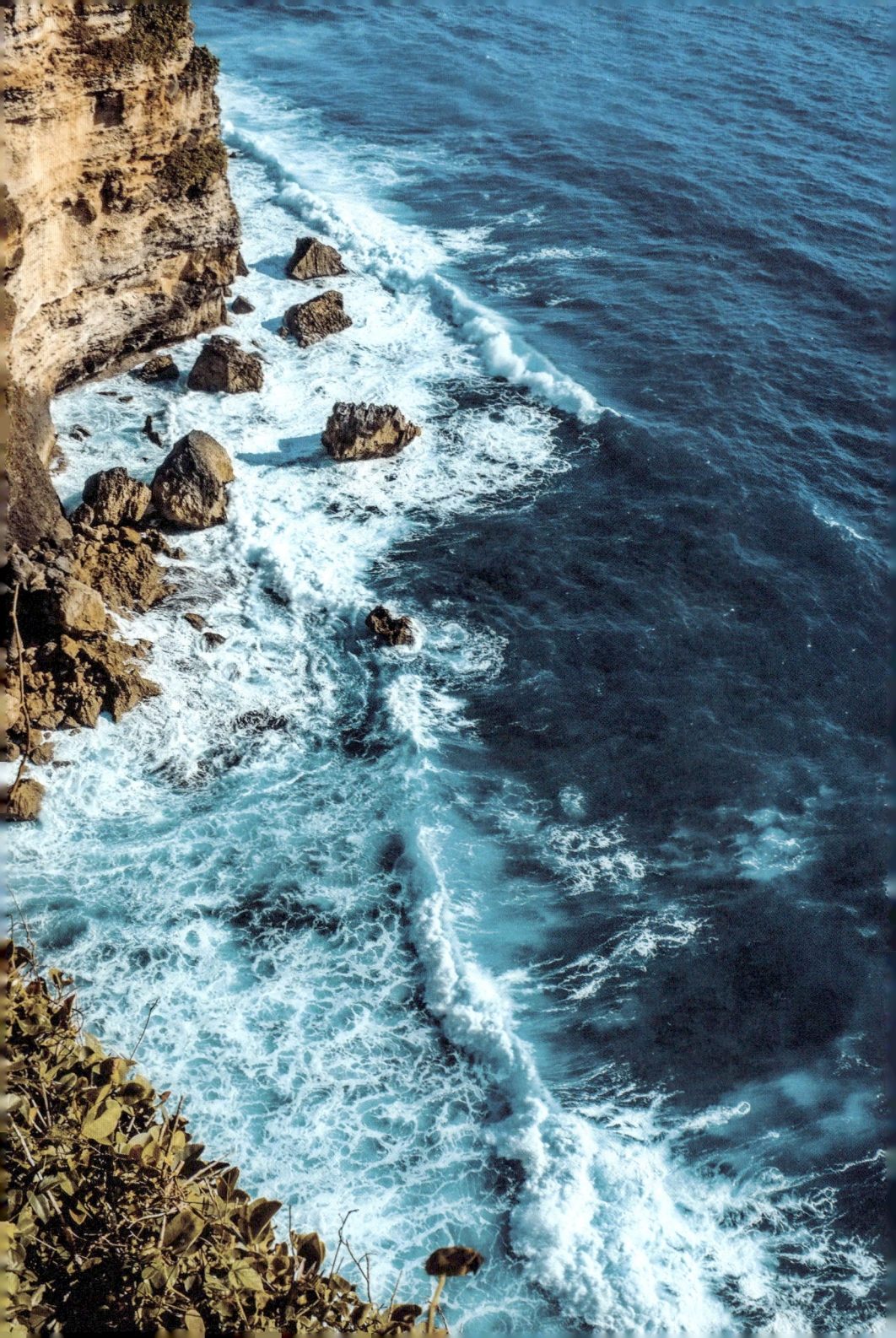

Wenn man sich dem Meer nähert und das erste Fleckchen Blau entdeckt, kann allerlei passieren: Man lächelt, atmet tief durch oder beschleunigt seinen Schritt, weil man sich darauf freut, die aromatische Seeluft einzuatmen sowie Sonne und Wind im Gesicht zu spüren. Dieser Anblick schon aus der Ferne, wenn man freudig denkt oder laut sagt »Ich sehe das Meer« geht jedes Mal wieder mit Staunen einher.

Die Ozeane nehmen 71 Prozent der Erdoberfläche ein, enthalten 97 Prozent des Wassers auf der Erde und machen 99 Prozent des Lebensraums auf der Erde aus.[1] Sie faszinieren durch ihre Schönheit und die abwechslungsreichen Küstenregionen und sie geben uns Rätsel auf.

Antike Stätten wurden von den Ozeanen verschlungen, daneben gibt es auch auf dem Meeresgrund Bergketten, Täler und Schluchten. Mehr als 3,5 Milliarden Menschen beziehen den Großteil ihrer Nahrung aus dem Meer. Für 10 Prozent der Weltbevölkerung sind die Ozeane die Quelle ihres Lebensunterhalts. Alle Lebewesen, nicht nur wir Menschen, brauchen die Meere, weil sie Kohlenstoff binden, Sauerstoff und Süßwasser für die Lebensmittelerzeugung liefern.

Etwa 40 Prozent der Weltbevölkerung lebt in einer Entfernung von 100 Kilometern oder weniger zum Meer.[2] Von den 30 größten Städten der Erde liegen 23 an der Küste.[3] Das Meer spielt in vielfacher Hinsicht für unsere Gesundheit und unser Wohlbefinden eine Rolle. Es versorgt uns mit Nahrung, ist Erwerbsquelle für Familienbetriebe ebenso wie für große Unternehmen, dient als Transportweg, liefert uns wertvolle neue Heilmittel, reguliert das Klima, dient als Freizeit- und Erholungsraum und begeistert mit seiner Schönheit.[4] Hinzu kommt, dass mehr als die Hälfte des Sauerstoffs in der Atmosphäre von Meerespflanzen produziert wird. Letztlich profitiert also jeder einzelne Mensch auf der Erde von den Ozeanen.

Die Beziehung der Menschen zum Meer ist so vielschichtig und hat eine so lange Geschichte, dass man sie gar nicht erschöpfend beschreiben könnte. Sie beginnt vor Millionen von Jahren mit den ersten Geschöpfen, die aus dem Wasser an Land gingen, und führt bis zu den komplexen Lebewesen, die wir heute sind. Die Ozeane waren Nah-

rungsquelle, dann wurden sie erforscht und von Handels-
schiffen befahren. In seinem Buch *On the Ocean* beleuchtet
Sir Barry Cunliffe die Beziehung der Menschen zum Meer
und betont, dass wir ohne die Meere gar keine Geschichte
hätten. Frühe Völker brauchten Einfallsreichtum und viel
Mut, um Flöße, Boote und später Schiffe zu entwickeln
und auszuprobieren, um von einer Küste zur anderen zu
kommen. Sie haben seit jeher den Forscher- und Entdecker-
drang des Menschen angesprochen, weil sie zugleich einladend, wild und gefährlich waren.

>>Ist nicht der Kern der Natur
Menschen im Herzen?<<
— *Johann Wolfgang von Goethe*

In Homers Odyssee steht das Meer für Gefahr, ungebän-
digte Naturgewalt und für die Schwäche des Menschen im
Gegensatz zur Macht der Götter. Im Lauf der Jahrhunderte
haben Philosophen die Beziehung des Menschen zum Meer
immer wieder mit einer Reise verglichen. Mal war sie geprägt
von Angst, mal von Eroberungswillen, und oft führte sie zu
einem Gefühl der Verantwortung oder Verwandtschaft.

Heute beschäftigt sich die Forschung damit, dass – und
auf welche Weise – unser Gedeihen als Art im Zusammenhang mit unserer Umwelt steht. Wer das Glück hat, viel
Zeit in der Natur zu verbringen, spürt intuitiv, wie gut das
tut. Wissenschaftler interessieren sich zunehmend für den
Gewinn, den die Natur bringen kann, vor allem bezüglich
der positiven Auswirkungen auf die körperliche Fitness und
das geistige und seelische Wohlbefinden – also letztlich:
Natur als Gesundheitsvorsorge und Therapie. Wir wissen
heute, dass die Ozeane viel für uns tun können, wenn wir
im Gegenzug gut für sie sorgen.

>>Als gebt Ihr Euch in blinder Unterwerfung
Pfadlosen Fluten, ungeträumten Küsten,
Gewissem Elend hülf- und ratlos hin.<<
— *William Shakespeare*

DARF ICH MICH VORSTELLEN?

Lassen Sie mich kurz erzählen, wie ich dazu kam, mich mit dem gesundheitlichen Wert des Meers zu beschäftigen. Ich wurde 1966 in Plymouth geboren, einer Stadt an der Südwestküste Englands.

Viele meiner frühesten und schönsten Kindheitserinnerungen haben mit der Natur und vor allem mit dem Meer zu tun. Aufgewachsen bin ich in einem Haus mit einem großen Garten voller Blumen, Sträucher und Tiere. Mit meinem Vater habe ich viele Stunden im Gemüsegarten verbracht und eine Menge über unsere Pflanzen und Tiere gelernt.

Ich habe viel Zeit im Freien verbracht, besonders gern am oder im Wasser. Ich habe am Strand gespielt, im Meer schwimmen gelernt, bin auf rutschigen Steinen im Fluss herumgeklettert und habe in Teichen nach Kaulquappen Ausschau gehalten. Am allerliebsten habe ich aber an der Küste an Gezeitentümpeln gehockt. Ich fand es faszinierend, die kleinen Tiere in diesen kurzfristig isolierten Wasserwelten zu bestaunen. Mein Vater lehrte mich, sie zu unterscheiden und zu benennen. Dafür hatte er einen besonderen Grund, denn er sammelte, kochte und aß leidenschaftlich gern Strandschnecken.

Durch die Sammelleidenschaft meines Vaters und die Gartenliebe meiner Mutter entwickelte ich früh ein Gefühl für den Wechsel der Jahreszeiten. Ich fand es spannend, wenn nach dem Winter die ersten Schneeglöckchen erschienen, bald danach nickende Narzissen, Schlüsselblumen und ganze Teppiche von Hasenglöckchen. Im Sommer genoss ich den schweren Duft des Geißblatts, und im Herbst sammelten wir zwischen herabgefallenem Laub Esskastanien. Das erste Rotkehlchen des Winters empfand ich wie einen Vorboten der aufregenden Weihnachtszeit. Bald danach kam der Jahreswechsel, und der ganze Kreislauf begann von vorn.

Ich hatte das Glück, in einer Zeit aufzuwachsen, in der wir Kinder nach der Schule immer draußen spielen durften. An freien Tagen schauten wir mittags kurz in die Küche, um eine Kleinigkeit zu essen, aber oft kamen wir erst abends nach Hause. In den Sommerferien bauten wir Verschläge im Wald, fuhren Fahrrad, paddelten in Bächen, suchten auf Wiesen nach einem vierblättrigen Kleeblatt. Nass, schmutzig und glücklich kamen wir am frühen Abend heim.

In der Schule kam ich ziemlich gut zurecht, allerdings mehr durch Fleiß als durch akademische Ambitionen. Biologie interessierte mich besonders. Nach dem ersten Schulabschluss mit 16 Jahren wusste ich

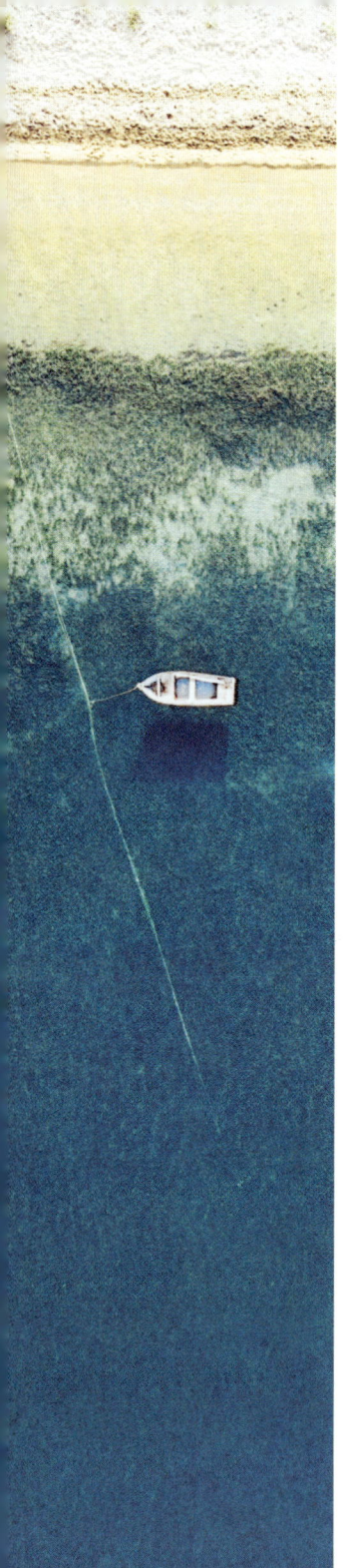

nicht recht, was ich wollte, und fing eine Ausbildung in einer Bank an. Mir wurde schnell klar, dass das Bankwesen mir nicht sonderlich lag, aber der Verdienst war gut, und ich konnte es mir leisten, Wassersport zu treiben und Urlaub am Meer zu machen.

Das war Grund genug, fast zwölf Jahre in der Bank zu bleiben. In dieser Zeit habe ich mir meine Begeisterung für das Meer und die Biologie bewahrt. Ich habe sogar versucht, Abendkurse in Meeresbiologie zu finden, um beruflich umzuschulen. Leider vergeblich. Ich fing gerade an, mich damit zu arrangieren, als Bankerin alt zu werden, als sich ganz zufällig in einem Gespräch eine andere Option auftat: Warum nicht noch einmal ein Studium beginnen?

Ich belegte 1995 einen Grundkurs an der Universität Plymouth und schloss einen Bachelorstudiengang in Meeresbiologie und Mikrobiologie an. Als ältere Studentin hatte ich das Gefühl, so viel wie möglich mitnehmen zu wollen, und arbeitete jeden Sommer ehrenamtlich im Aquarium oder im Labor der Universität. Ich lernte tauchen und unternahm mehrere Freizeittauchausflüge. Als wir nach dem letzten Tauchgang einer solchen Exkursion wieder ins Boot kletterten, erzählte der Skipper aufgeregt, in der Nähe sei ein ausgewachsener Riesenhai gesichtet worden. Wir schnappten uns unsere Ausrüstung und ließen uns mit Masken und Schnorcheln wieder rückwärts über die Bordwand kippen. Das riesige Tier schwamm direkt vor uns und fraß mit weit aufgerissenem Maul Plankton. Dieses Erlebnis werde ich nie vergessen!

Nach meinem Abschluss drei Jahre später belegte ich einen vierwöchigen Tauchkurs, um weitere Qualifikationen zu erwerben. Nur wenige Monate vorher war in Plymouth ein neues großes Meeresaquarium eingeweiht worden. Am Eröffnungstag sah ich mir die Ausstellung an und träumte davon, im Team der Biologen und Taucher mitzuarbeiten. Während ich dann so im Tauchzentrum saß und auf die anderen Kursteilnehmer wartete, setzte sich jemand neben mich. Nach dem Austausch von Höflichkeiten fragte er mich, warum ich mich zu dem Kurs angemeldet hätte. Ich plauderte drauflos, vielleicht auch, um etwas von der erwartungsvollen Spannung vor dem Kurs abzubauen. Ich erzählte, dass ich gerade mein Studium abschlossen hatte und nun auf der Suche nach einem Job als Meeresbiologin sei, am liebsten einem, bei dem ich tauchen könnte. Dann berichtete ich von dem neuen Aquarium und wie toll es wäre, dort zu arbeiten und in den Ausstellungsbecken zu tauchen. Da fiel mir ein, dass ich ihn gar nicht nach seinem Beruf gefragt hatte. »Ach!«, sagte er und lachte. »Ich leite in dem neuen Aquarium die Tauchabteilung.« Na, so ein Zufall!

In dem Tauchkurs verstanden wir beiden Meeresbiologen uns gut, und kurz danach begann ich ein ehrenamtliches Praktikum im National Marine Aquarium in Plymouth. Zwei Monate später wurde mir eine Vollzeitstelle als Biologin und Taucherin angeboten. Das ist mittlerweile 19 Jahre her.

In dieser Zeit hatte ich verschiedene Aufgaben. Ich kümmerte mich um die Tiere, tauchte in den Ausstellungsbecken, war Beauftragte für Nachhaltigkeit und habe zehn Jahre lang auf der *Scylla,* einer ehemaligen Fregatte der Royal Navy, am Beobachtungsprogramm eines künstlichen Riffs mitgewirkt. Dadurch kam ich in engeren Kontakt mit der Meeresforschung und konnte an der Entwicklung und Koordinierung der Forschungs- und Naturschutzaktivitäten des Aquariums mitarbeiten.

Bisher hatte ich mich primär mit Meerestieren beschäftigt, doch als ich mehr über den Zusammenhang zwischen Ozeanen und menschlicher Gesundheit erfuhr, verschob sich mein Interessensschwerpunkt. Das Thema ist enorm vielschichtig und umfasst sowohl negative Auswirkungen auf die Gesundheit (etwa Baden in Gewässern, die durch menschliches Zutun verschmutzt sind) als auch positive.

Ab 2010 begann ich, neben dem Beruf an meiner Doktorarbeit zu schreiben. Da ich jahrelang gesehen hatte, wie entspannend die Besucher des Aquariums die Ausstellung erlebten, lag es nahe, dieses Thema zu wählen. Sechs Jahre lang beobachtete ich die Wirkung verschiedener maritimer Phänomene auf die körperliche und seelische Gesundheit und das Wohlbefinden. Ich habe meine Ergebnisse auf nationalen und internationalen Konferenzen und Symposien präsentiert, wissenschaftliche Artikel veröffentlicht und Interviews für Rundfunk und Presse gegeben. All das hätte ich mir als junge Frau nie vorstellen können.

2017 beendete das Aquarium das Forschungsprojekt, und meine Laufbahn nahm wieder eine Wendung. Ich konnte mit neuen Personen und Organisationen Forschungsideen entwickeln und umsetzen und bekam die Chance, dieses Buch zu schreiben. Darüber freue ich mich besonders, weil es mir wichtig ist, die Forschungsergebnisse über die Grenzen der Wissenschaft hinaus einem breiten Publikum bekannt zu machen. Mit diesem Buch möchte ich meinen Lesern Anregungen geben, wie sie ihre Beziehung zum Meer vertiefen und seinen Nutzen für Gesundheit und Wohlbefinden optimal ausschöpfen können. Gleichzeitig möchte ich jedem eindringlich bewusst machen, wie wichtig es ist, diesen kostbaren Lebensraum zu schützen und zu bewahren. Ich hoffe, Sie haben am Lesen so viel Freude wie ich am Schreiben.

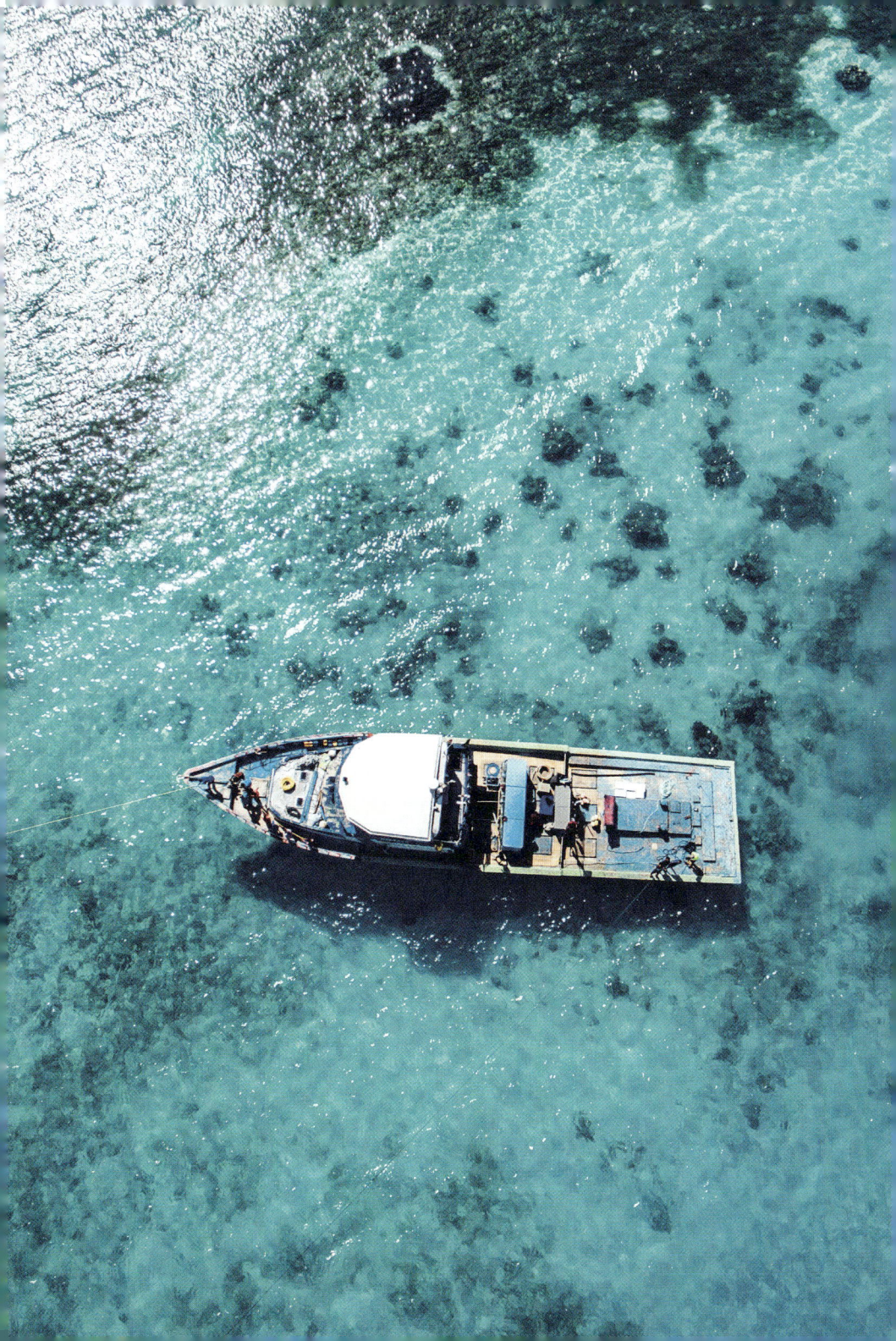

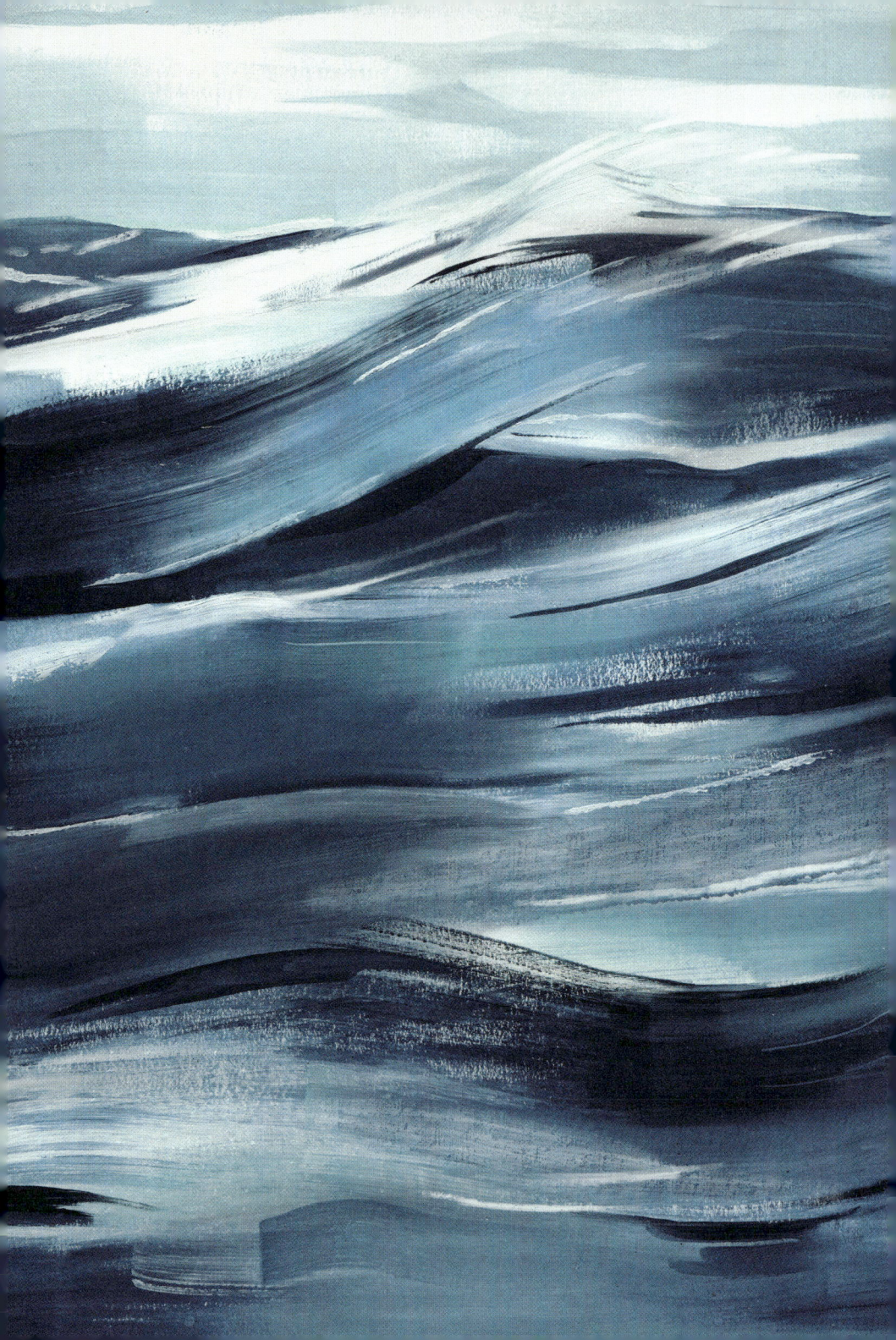

KAPITEL 1

Blaue Gesundheit

»Warum lieben wir das Meer?
Weil es die Macht besitzt,
uns Dinge denken zu lassen,
die wir gern denken.«

— Robert Henri

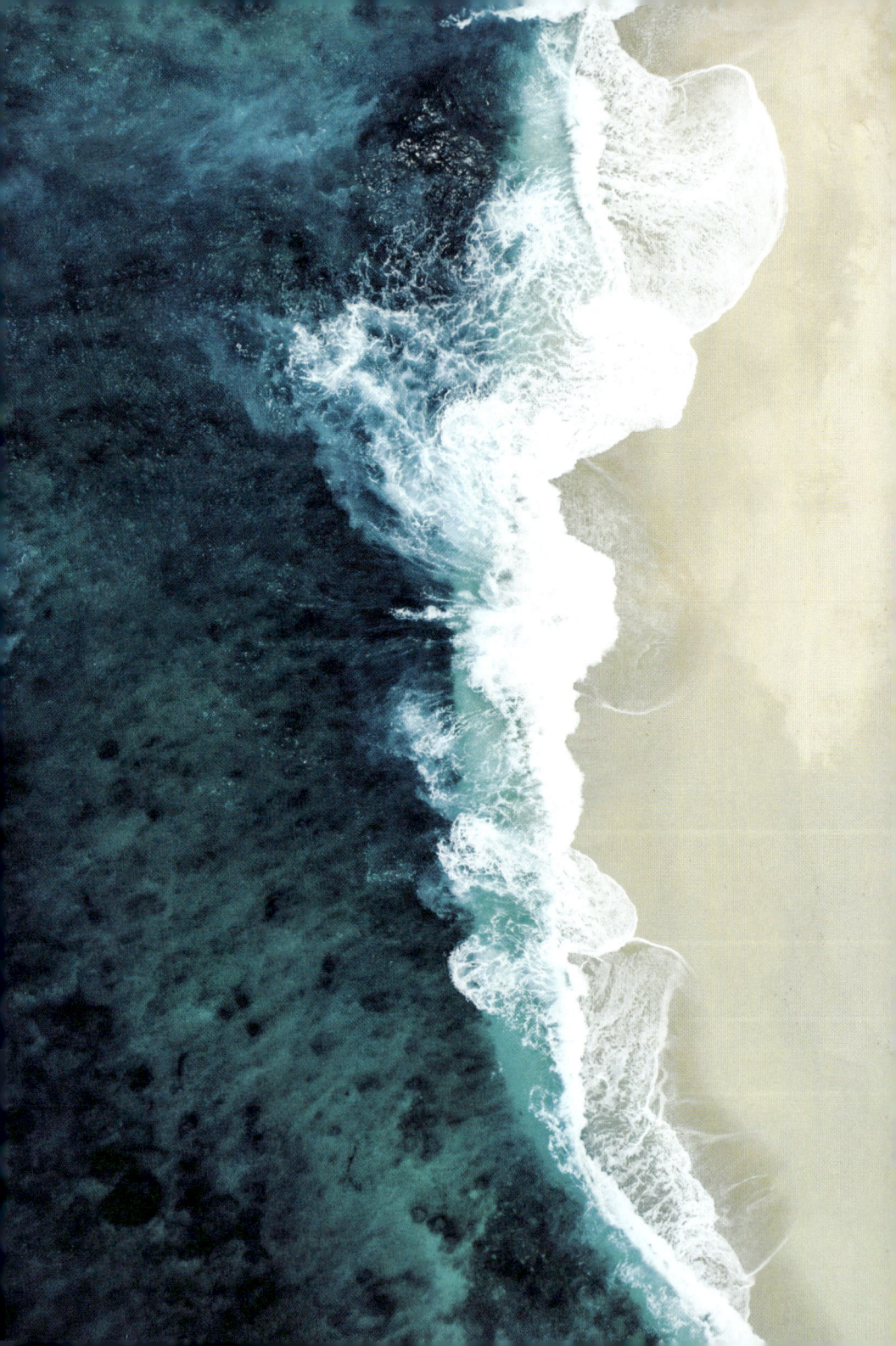

Es ist allgemein bekannt, dass das Leben auf unserem Planeten seinen Ursprung in den Meeren hat.[5] Vor etwa 530 Millionen Jahren, vielleicht auch früher, tauchten an Land die ersten Fußspuren von Wesen auf, die Hundertfüßlern ähnelten. Im Lauf der Evolution entstanden dann zahllose Organismen, die Landmassen, Luft und Gewässer bevölkerten. Die Art *Homo sapiens*, der die heutigen Menschen angehören, entwickelte sich vor 200 000 bis 300 000 Jahren.

Seit jeher spielt das Meer im Leben der Menschen eine Rolle. Und weil wir neugierig sind, liegt es nahe, dass wir unsere vielschichtigen Beziehungen zum Meer sowie seine Rolle erforscht haben – als Quelle für Nahrung und Heilmittel sowie als Ort für Vergnügen und Freizeitgestaltung. Inzwischen ist bekannt, dass das Meer eine positive Wirkung auf Gesundheit, Wohlbefinden und Lebensqualität ausüben kann. Wie genau das vonstatten geht, damit befasst sich die moderne Wissenschaft.

Der Nutzen, den die Ozeane für Körper und Geist haben, ist beträchtlich. Wir können uns hier die notwendige Bewegung verschaffen, indem wir am Strand spazieren gehen oder im Meer schwimmen. Ausflüge oder Reisen mit Freunden oder der Familie fördern die soziale Interaktion und helfen uns, eine positive Beziehung zur Natur aufrechtzuerhalten. Der Anblick des Meers und das Rauschen der Wellen beruhigen den Geist. Fische und Meeresfrüchte versorgen uns mit gesunden Proteinen und anderen wichtigen Nährstoffen, und Heilmittel aus dem Meer wirken gegen verschiedene Krankheiten und Beschwerden.[6,7] Teilweise beruht der Nutzen auf dem direkten Kontakt mit dem Meerwasser, teilweise ist die Wirkung indirekt. Der allgemeine positive Einfluss auf körperliche und geistige Gesundheit ist jedoch unbestritten.

»GESUNDHEIT« UND »WOHLBEFINDEN« – WAS IST DAS EIGENTLICH?

Die Weltgesundheitsorganisation (WHO) definiert Gesundheit als »Zustand umfassenden körperlichen, geistigen und sozialen Wohlbefindens, und nicht nur als Abwesenheit von Krankheit und Gebrechen«.[8] Das bedeutet, dass ein Mensch seine eigenen Fähigkeiten einschätzen kann, den Belastungen des Alltags gewachsen ist, produktiv arbeiten und sich in die Gesellschaft auf verschiedene Weise einbringen kann.[9,10] Ein Lexikon würde Wohlbefinden vielleicht nur als »Zustand von Zufriedenheit, Gesundheit und Glück« beschreiben. Besser wäre eine Beschreibung, die der obigen Definition für Gesundheit ähnelt, denn ein stabiles Wohlbefinden ist nur möglich, wenn Menschen über die körperlichen, geistigen und sozialen Fähigkeiten verfügen, um körperlichen, geistigen und sozialen Anforderungen gerecht zu werden.[11] Obwohl in diesem Buch von der positiven Wirkung des Meers auf Körper und Geist die Rede sein wird, lassen sich die beiden Bereiche schwerlich trennen, denn die Beziehung zwischen einem »gesunden Körper« und einem »gesunden Geist« ist eng und nicht isoliert zu betrachten.

GEISTIGE GESUNDHEIT UND STRESS

Menschen mit psychischen Erkrankungen, beispielsweise Depressionen, Angstzuständen oder Schizophrenie, neigen dazu, ihre körperliche Gesundheit zu vernachlässigen, leiden darum öfter unter Beeinträchtigungen und sterben früher als gesunde Menschen. Besondere Risikogruppen sind außerdem Menschen, die in Armut leben, misshandelte Kinder, Angehörige von ethnischen oder gesellschaftlichen Minderheiten, alte Menschen sowie von Diskriminierung, Kriegen oder Naturkatastrophen traumatisierte Menschen.

- Stress, Arbeitslosigkeit und Burn-out können das Wohlbefinden enorm beeinträchtigen. Der *Duden* definiert Stress als »erhöhte Beanspruchung oder Belastung physischer oder psychischer Art«. In der Folge zeigen sich körperliche und psychische Symptome sowie Verhaltensauffälligkeiten.

- Psychische Folgen von Stress können Aggression, Angst oder Niedergeschlagenheit sein, außerdem Reizbarkeit, Überforderungsgefühle und ein reduziertes Selbstwertgefühl.

- Körperliche Beschwerden wie Antriebslosigkeit, Kopfschmerzen, Verdauungsbeschwerden und schmerzhafte Muskelverspannungen können auftreten, wenn die Körpersysteme (Herz/Kreislauf, Skelett/Muskeln, Nerven und Drüsen) mobilisiert werden, um eine belastende Situation zu bewältigen. Diese Mobilisierung verbraucht vermehrt Ressourcen und Energie und kann zu Erschöpfung führen.

- Typische Verhaltensweisen, um den Leistungsabfall zu kompensieren, sind das bewusste Vermeiden von Stresssituationen oder – meist unbewusst – der übermäßige Konsum schädlicher Substanzen wie Alkohol oder Nikotin.[12]

Ein begrenztes Maß an Stress kann zwar eine positive Leistungssteigerung bewirken, chronischer Dauerstress kann hingegen zu Depressionen, Angstzuständen und anderen psychischen Erkrankungen sowie zu körperlichen Problemen wie Bluthochdruck und – als Folge – erhöhtem Herzinfarkt- und Schlaganfallrisiko führen.[13]

Stressbedingte psychische Erkrankungen sind für die Betroffenen und deren Umfeld sehr belastend. Auch für die Gesellschaft stellen sie ein Problem dar, denn im Gesundheitswesen verursachen sie immer höhere Kosten. In Deutschland liegen die direkten Krankheitskosten für psychische Erkrankungen bei rund 20 Milliarden Euro pro Jahr, Produktionsausfallkosten von rund 10 Milliarden kommen hinzu.[14,15] Weltweit sind mehr als 300 Millionen Menschen von Depressionen betroffen, und über 260 Millionen Menschen leiden an Angststörungen, davon allein 10 Millionen in Deutschland.[16]

Obwohl manche Symptome psychischer Erkrankungen mit Medikamenten gut gelindert werden können, ist die Behandlung sehr teuer und oft mit unerwünschten Nebenwirkungen verbunden. Außerdem lässt die Wirksamkeit der Medikamente bei vielen Patienten mittel- bis langfristig nach. Umso wichtiger ist es, dass sich die Forschung mit neuen Behandlungsmethoden beschäftigt.

WAS KANN DIE NATUR FÜR DIE GESUNDHEIT TUN?

Ein Ansatz besteht darin, die Natur als »Mittel« gegen Beeinträchtigungen von Gesundheit und Wohlbefinden zu nutzen.[17] Viele Menschen suchen intuitiv die Nähe zur Natur, wenn sie unter Stress und geistiger Erschöpfung leiden, um sich eine Auszeit zu nehmen und zu entspannen.[18] Darum scheint es sinnvoll, zu beleuchten, wie genau die Natur Stress lindern und das Wohlbefinden verbessern kann. Im Grunde wird die Natur bereits seit jeher »therapeutisch« genutzt. Erst in der jüngeren Vergangenheit ist, nicht zuletzt aufgrund der Fortschritte der modernen Medizin, eine Entfremdung zur Natur zu beobachten.[19]

Die moderne Medizin bietet oft wirksame und recht bequeme Lösungen zur Heilung an. Daran allein liegt es aber nicht, dass wir uns des Gesundheitswerts der Natur viel zu selten bewusst sind. Auch Veränderungen der Lebensumstände und des Lebensstils spielen eine Rolle. Die Weltbevölkerung wächst, immer mehr Wohnraum muss geschaffen werden, was zwangsläufig auf Kosten der Naturräume geht. Smartphones, Tablets und andere technische Neuerungen beschäftigen uns in unserer Freizeit, was besonders bei Kindern problematisch werden könnte. Auch wegen der Gefahren des Straßenverkehrs verbringen Kinder immer weniger Zeit im Freien und in der Natur.

Kunst und Literatur zeigen, dass die Menschen schon immer eine positive Beziehung zur Natur hatten. Der Zusammenhang zwischen Natur und Gesundheit wird aber erst seit etwa Mitte des 20. Jahrhunderts thematisiert. Das hat vielleicht auch damit zu tun, dass seit dieser Zeit körperliche und psychische Erkrankungen drastisch zugenommen haben und es notwendig ist, neue Lösungsansätze für diese Probleme zu finden.[20]

Forschungsthema »Heilende Natur«

Mit der Frage, inwiefern die Natur Stress lindern und das Wohlbefinden steigern kann, beschäftigen sich inzwischen auch viele Forscher. Forschungsgegenstand ist einerseits die Erholung, die definiert wird als »Prozess der Erneuerung körperlicher, psychischer und sozialer Fähigkeiten, die zuvor durch anhaltende Überforderung gemindert wurden«. Gemeint ist damit beispielsweise die Regeneration von Geist und Körper nach Stresssituationen oder die Linderung geistiger Erschöpfung.[21]

Eine Umgebung, die diese Erholung begünstigt, kann zwar durchaus auch im urbanen Raum liegen, meistens jedoch befindet sie sich in der Natur. In natürlicher Umgebung verspüren Menschen oft weniger Stress, sie bewegen sich bereitwilliger und erleben positive soziale Interaktion. Die bessere Qualität von Luft und Wasser wird sofort als Erhöhung der Lebensqualität empfunden.[22]

Ganz offensichtlich trägt es bereits zum Stressabbau und zur Entspannung bei, wenn wir uns in der Natur aufhalten oder sie nur anschauen.

DAS PROBLEM DER URBANISIERUNG

Wir alle wissen, dass Alltagsbelastungen Stress verursachen und das Wohlbefinden beeinträchtigen können. Forscher vermuten aber auch, dass die seit etwa 200 Jahren andauernde Urbanisierung zur steigenden Stressanfälligkeit der Menschen beiträgt. Über Millionen von Jahren hat sich die Menschheit in engem Kontakt zur Natur entwickelt, doch seit immer mehr Menschen vom Land in die Städte ziehen, verlieren wir zunehmend diesen Kontakt und den positiven Einfluss auf die Gesundheit.[20,23,24]

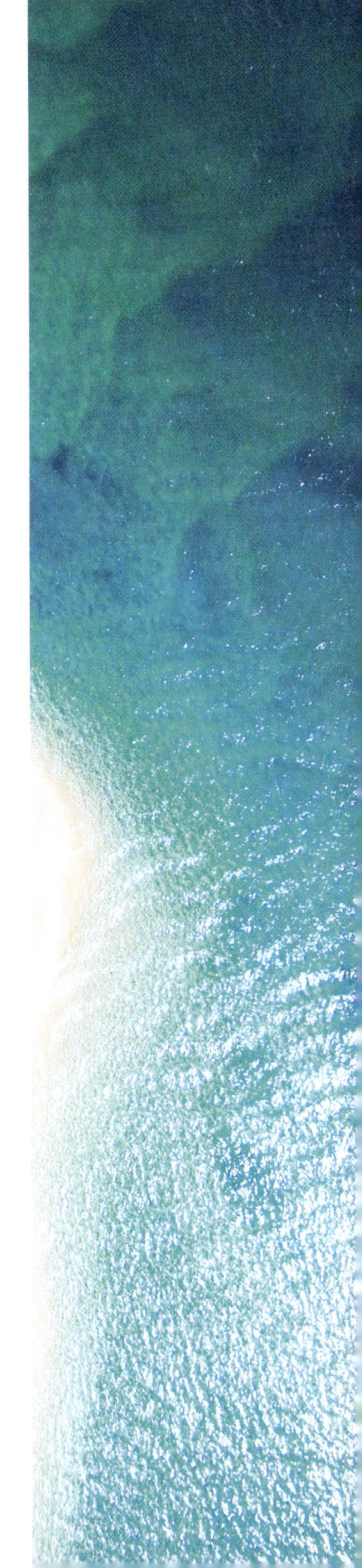

Wie wichtig die Natur als Gegenpol zum Stadtleben ist, hat schon der berühmte amerikanische Landschaftsarchitekt und Städteplaner Frederick Law Olmsted erkannt. Als in der zweiten Hälfte des 19. Jahrhunderts immer mehr Amerikaner in die Städte zogen, schrieb Olmsted, er sei überzeugt, dass allein der Anblick der Natur Erholung schenken und die Belastungen des Stadtlebens lindern könne. Mit seinen Entwürfen für öffentliche Parks in amerikanischen Großstädten und seinen Beiträgen zu den Nationalparks trug Olmsted dieser Überzeugung Rechnung.

Olmsteds Ansichten klingen heute moderner denn je. Seit 1950 ist die Zahl der Stadtbewohner von 746 Millionen auf rund 4 Milliarden gewachsen. Heute lebt mehr als die Hälfte der Weltbevölkerung in Städten. Das entspricht seit 1950 einem Anstieg von 24 Prozent. Der Grad der Urbanisierung ist zwar von Land zu Land verschieden, Schätzungen der Vereinten Nationen zufolge ist aber damit zu rechnen, dass 2030 sogar 66 Prozent der Weltbevölkerung in Städten lebten.

Nicht nur die absolute Zahl an Stadtbewohnern gibt Anlass zur Sorge, sondern aus evolutionärem Blickwinkel auch das Tempo der Urbanisierung. Die Evolution fand über Millionen von Jahren in der Natur statt; die Menschen reagierten intuitiv auf Phänomene in der Natur, was ihr Überleben sicherte und ihr Wohlbefinden steigerte. Wir reagieren beispielsweise positiv auf Wasser und Pflanzen, aber negativ auf Schlangen. Wir haben jedoch nur einen verschwindend geringen Teil unserer Evolution in bebauter Umgebung zugebracht und hatten keine Zeit, vergleichbare Reaktionen auf dieses Umfeld zu entwickeln.[25]

FRÜHE FORSCHUNG

Es gibt zwar aus der Geschichte vereinzelte Hinweise auf den Nutzen der Natur für Gesundheit und Wohlbefinden, die Wissenschaft beschäftigt sich aber erst seit wenigen Jahrzehnten mit dem Thema.[22] Eine der bekanntesten Studien führte der Verhaltensforscher Dr. Roger S. Ulrich durch. Er stellte fest, dass Menschen, die aus ihrem Krankenhausfenster Bäume sahen, sich nach Operationen schneller erholten, früher entlassen werden konnten und weniger Schmerzmittel brauchten als Patienten, vor deren Fenster sich eine Backsteinmauer befand.[26] Seitdem haben Hunderte von Studien untersucht, wie Menschen sich in verschiedenen Umgebungen fühlen und auf sie reagieren. Oft werden die Probanden dabei gefragt, wie gut ihnen bestimmte Land-

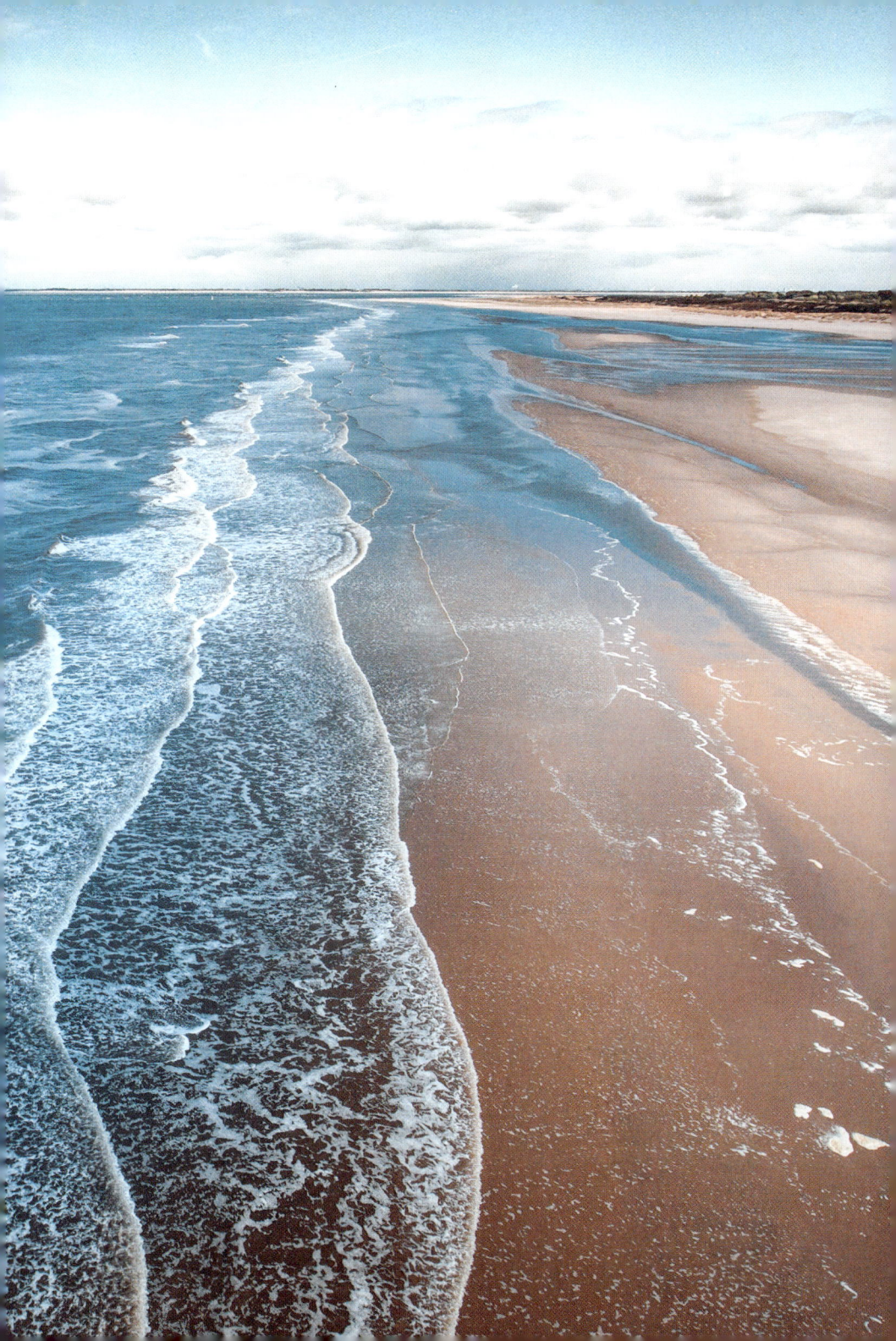

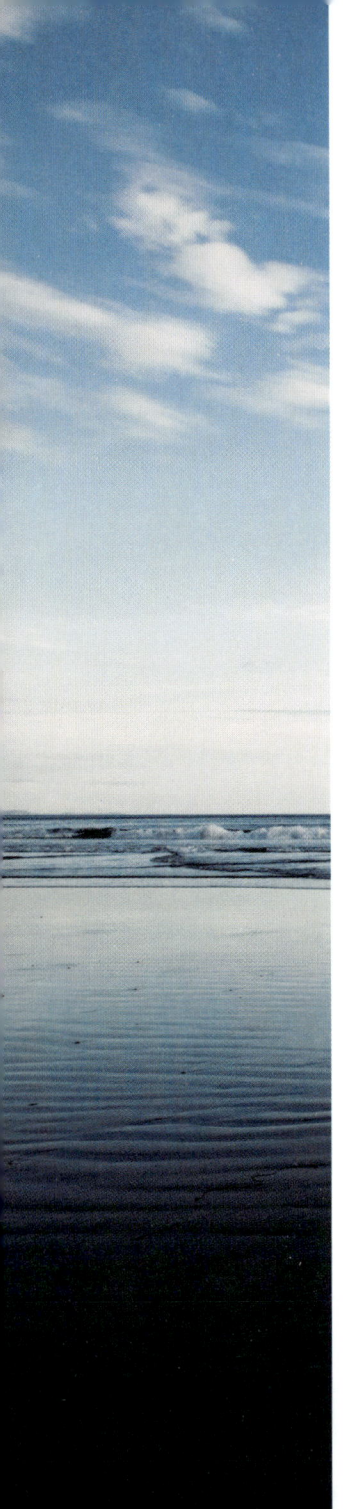

schaften »gefallen«, wie »ansprechend und malerisch« sie diese finden und/oder wie »erholsam« sie für Geist und Körper empfunden werden.[25,27]

Einige Studien haben verglichen, wie Menschen in natürlicher respektive urbaner Umgebung auf Stress reagieren, indem ihre psychologischen Reaktionen (z. B. Stimmungen) und körperlichen Reaktionen (z. B. Blutdruck) ausgewertet haben.[28] Da die Auswertung der Reaktionen auf verschiedene Orte hinsichtlich der Durchführung aufwendig ist, wurden die Studien oft in Forschungslaboren mithilfe von Simulationen – Farbfotos oder Dias,[29,30] Videos,[12,31,32] Gemälden[33,34] und VR-Brillen[35,36] – durchgeführt.

Weil der Unterschied zwischen Simulation und Realität jedem einsichtig und unbestritten ist, wurde darüber hinaus untersucht, ob Simulationen eine vergleichbare Wirkung haben wie das echte Naturerlebnis.[37-42]

Es zeigte sich, dass das indirekte Naturerlebnis – etwa der reine Anblick eines Landschaftsgemäldes – zwar eine positive Wirkung zeigen kann, die aber deutlich geringer ausfällt als der Gesundheitsnutzen des realen Erlebens. Inzwischen belegen zahlreiche Forschungsergebnisse, dass die Menschen eine Umgebung mit natürlichen Elementen wie Bäumen, Blumen und Wasser bevorzugen, und dass eine solche Umgebung die körperliche und geistige Gesundheit positiv beeinflusst, weil sie vor allem im Vergleich zum städtischen Umfeld positive Emotionen verstärkt, und im Gegenzug Stress und geistige Erschöpfung lindert.[18,19,22,43,44]

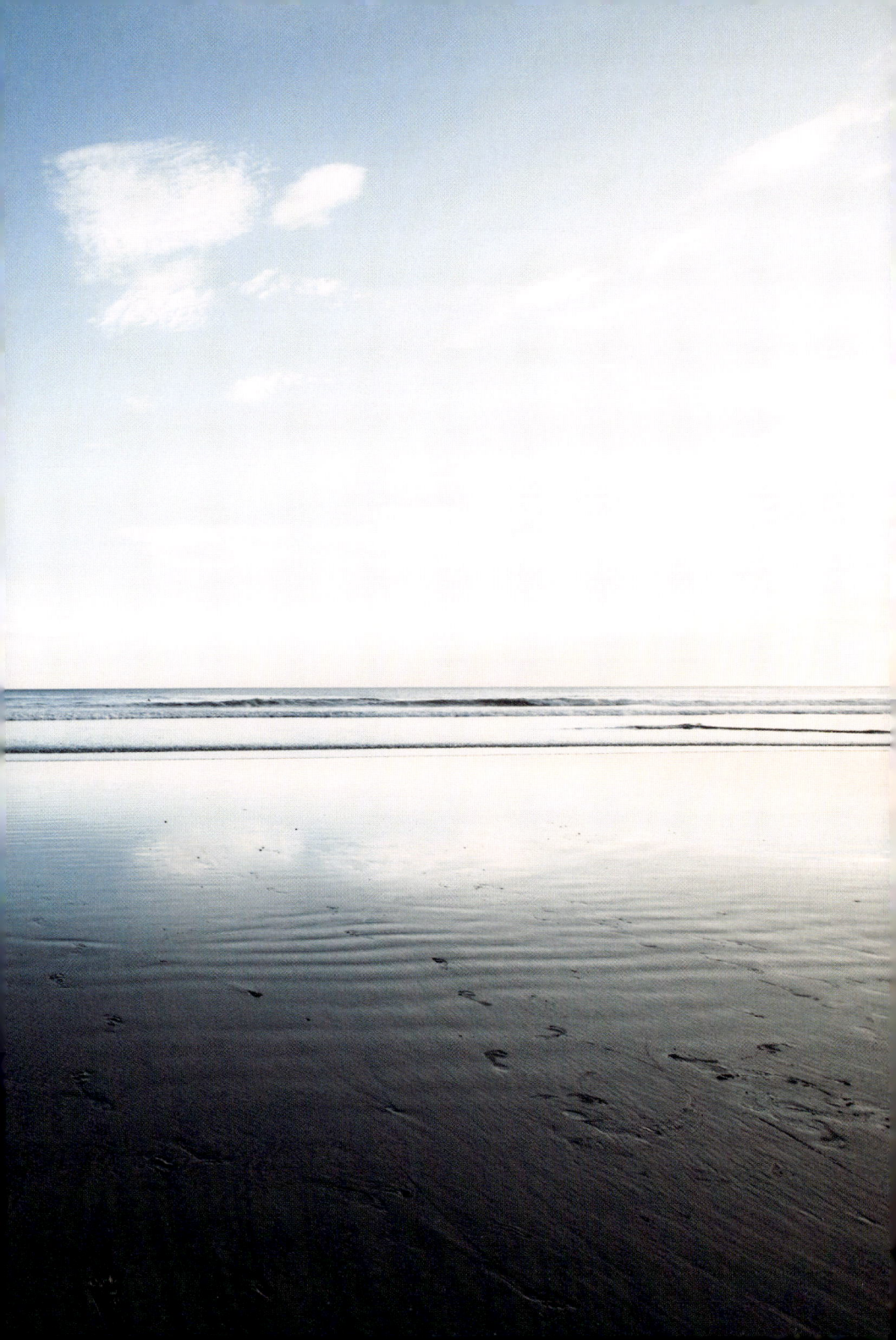

Lieblingsfarbe Blau

Interessanterweise zeigen manche alltäglichen Verhaltensweisen, dass wir blaue Räume bevorzugen. Der Blick aufs Wasser gefällt uns besser als andere Aussichten, wir sind sogar bereit, dafür einen Aufpreis zu bezahlen. Ufergrundstücke sind teurer als solche im Binnenland,[45] und für Hotelzimmer mit Meerblick werden meist die höchsten Preise verlangt.[46] Dass wir bereitwillig für den Blick aufs Wasser mehr bezahlen, legt nahe, dass wir uns davon einen Gewinn versprechen.[47]

Wasser ist ein Landschaftselement, das wir zugleich faszinierend und ästhetisch ansprechend finden. Wasser zieht uns offenbar an, weil es positive Empfindungen wie Entspannung und Ruhe auslöst.[25] Unsere Reaktionen sind zwar zunächst intuitiv, sie werden aber durch Forschungsergebnisse untermauert. Studien haben gezeigt, dass Probanden Landschaften mit Wasser anderen Landschaften vorziehen,[25,27] und zwar nicht nur Erwachsene. Kinder reagieren positiv auf Wasser, und selbst Säuglinge und Kleinkinder lecken an Spiegeln und anderen Flächen, die glänzenden Wasseroberflächen ähneln.[48]

Historische Beobachtungen und neuere Forschungen belegen sehr ähnliche Reaktionen auf bestimmte Landschaftsmerkmale und -konstellationen in verschiedenen Kulturen. So bevorzugen viele Menschen bestimmte Vegetations- und Baumkronenformen, die typisch für Savannenlandschaften sind. Möglicherweise boten diese Landschaften unseren Urahnen Schutz sowie die Möglichkeit, Nahrung und Wasser zu finden – und dieses Urwissen schlummert noch in uns.[12]

DIE ERFORSCHUNG DES »BLAUEN RAUMS«

Da die »heilende« Wirkung von Wasser noch relativ unerforscht ist, hat ein britisches Forscherteam sich mit der Reaktion der Menschen auf Wasserlandschaften beschäftigt. Es hat Studien analysiert, in denen es um die Reaktion auf natürliche im Vergleich zu urbanen Umgebungen ging.[49] In einer Studie war beispielsweise auf 39 von 50 Naturfotos Wasser zu sehen, aber auf keinem der Stadtfotos.[50] Den Forschern zufolge wurde dieser Aspekt möglicherweise einfach übersehen, weil viele Städte doch am Wasser liegen. Einige wenige Studien hatten sich zwar gezielt mit Wasser beschäftigt,[51] insgesamt war das Thema aber noch nicht ausreichend untersucht.

Um die Wirkung von Wasser genauer zu erfassen, haben Forscher die Reaktionen auf verschiedene Motive mit grünem, blauem und städtischem Raum verglichen. Dafür haben sie 120 Fotos natürlicher und städtischer Motive mit standardisierten Anteilen von Wasser, grünen und gebauten Elementen verwendet (z. B. ein Drittel Grün, zwei Drittel Wasser). Die Probanden sollten angeben, wie ihnen die Motive gefielen, welche Gefühle sie auslösten (auf einer Skala von »sehr traurig« bis »sehr glücklich«) und wie groß sie den Erholungswert des gezeigten Orts einschätzten.

Wie in früheren Studien wurden die »natürlichen« Motive wieder positiver beurteilt als die »bebauten«. Es zeigte sich aber, dass sowohl unter den natürlichen als auch den bebauten Motiven diejenigen mit Wasser positiver bewertet wurden als diejenigen ohne Wasser.[49] Die Forschung befasst sich nun eingehender mit den Auswirkungen, die das Meer auf unsere Gesundheit und unser Wohlbefinden haben kann, sodass wir sicherlich bald mehr über dieses faszinierende Thema erfahren werden (siehe Seite 40–61).

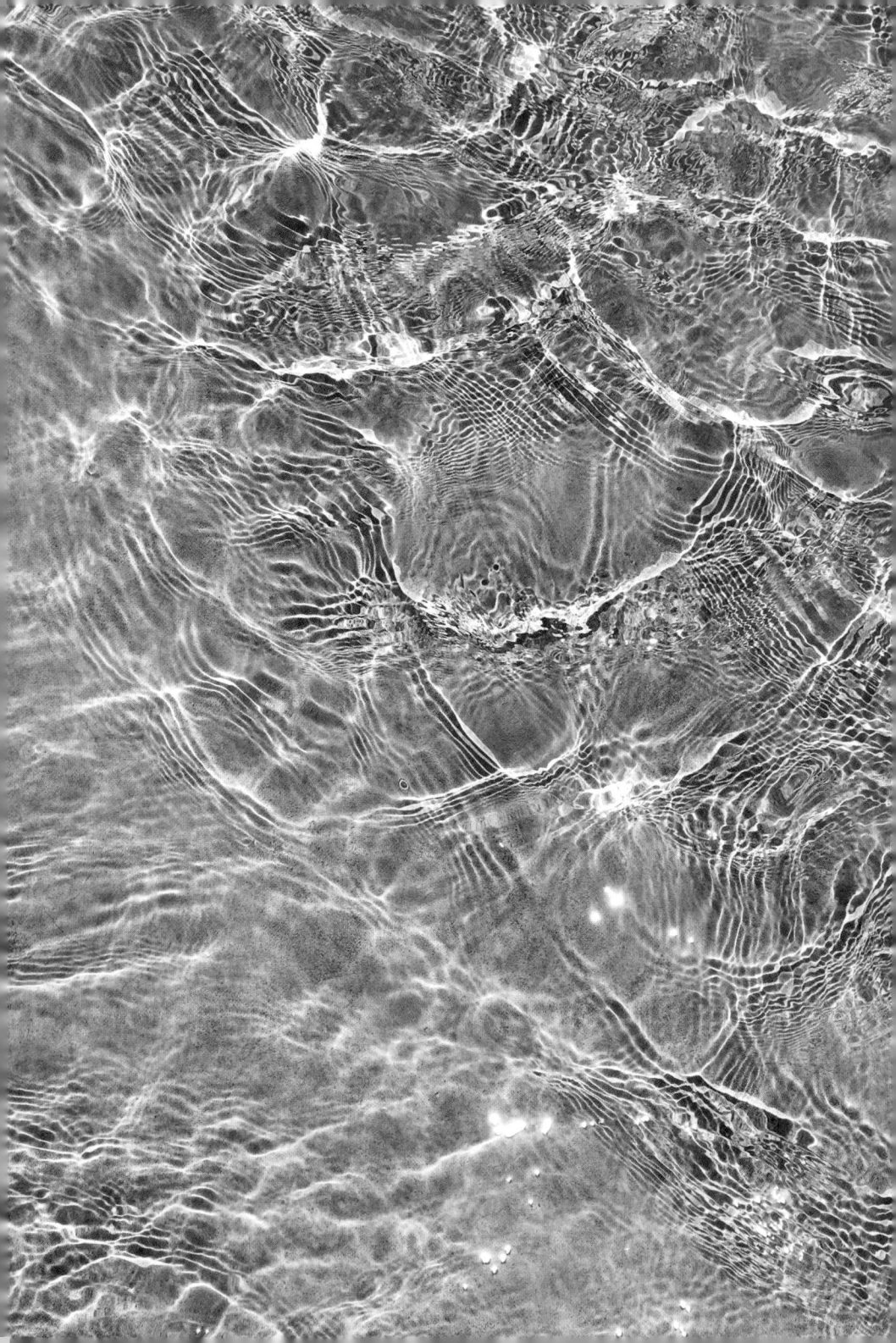

Warum tut uns die Natur gut?

Mehrere Ansätze versuchen zu erklären, warum die natürliche Umgebung uns Menschen möglicherweise nützt. Die drei wichtigsten sind die Biophilie-Hypothese, die psychophysiologische Stressabbautheorie und die Theorie der Aufmerksamkeitswiederherstellung.

DIE BIOPHILIE-HYPOTHESE

Der Begriff »Biophilie« bedeutet »Liebe zum Leben oder zu Lebewesen«. Erstmals wurde er 1964 von dem Psychoanalytiker und Sozialphilosophen Erich Fromm verwendet,[52] bekannt wurde er 1984 durch das Buch *Biophilia* von dem amerikanischen Biologen Edward O. Wilson. Ihm zufolge haben Millionen Jahre der Evolution beim Menschen eine enge, unauflösliche Beziehung zur Natur geschaffen. Wir sind genetisch so programmiert, dass wir positiv auf Naturelemente reagieren, die Überleben und Erfolg versprechen, und negativ auf andere, die dem Überleben und Wohlergehen im Wege stehen könnten. Er nimmt außerdem an, dass die emotionale Beziehung zu anderen Lebewesen ein Grundbedürfnis des Menschen ist und nicht auf kulturellen oder individuellen Vorlieben beruht.[53,54] Wenn wir den Kontakt mit den Systemen und Prozessen der Natur verlieren, leidet, Wilson zufolge, unser körperliches und seelisches Wohlbefinden.[55]

PSYCHOPHYSIOLOGISCHE STRESSABBAUTHEORIE

Diese Theorie wurde von Dr. Roger S. Ulrich entwickelt und bezieht sich ebenfalls auf die Evolution. Ulrich zufolge hat der Mensch durch natürliche Auslese unmittelbare und unvermeidbare emotionale und physiologische Reaktionen auf Elemente natürlicher Umgebungen entwickelt. In einer akuten Stresssituation löst das vegetative Nervensystem eine Kampf-oder-Flucht-Reaktion aus. Hormone werden ausgeschüttet, damit der Körper sich schneller auf die Situation einstellen kann.[12] Puls- und Atemfrequenz sind erhöht, die Verdauung arbeitet langsamer und die Leber setzt Glukose zur schnellen Energieversor-

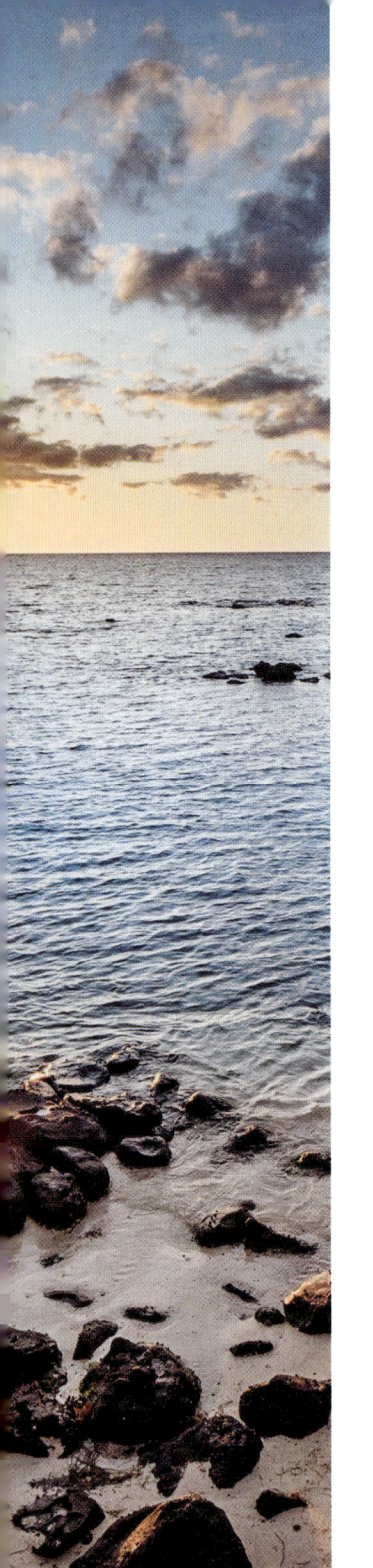

gung frei. Diese Mobilisierung körperlicher Systeme verbraucht Energie und ist anstrengend.

Die Kampf-oder-Flucht-Reaktion ist ein Mechanismus, der Menschen und anderen Säugetieren hilft, in Gefahr- und Bedrohungssituationen zu überleben. Dieser Mechanismus kann aber auch durch Elemente des Alltags provoziert werden, beispielsweise durch tägliches Pendeln zur Arbeit, Leistungsdruck im Beruf oder familiäre Probleme. Wird der Mechanismus wieder und wieder ausgelöst, drohen negative Folgen für die körperliche und seelische Gesundheit. Typische Symptome sind Bluthochdruck, Depression, Angstzustände oder Schlafstörungen. Manche Betroffene versuchen, dem Stress mit Nikotin, Alkohol oder Essen entgegenzuwirken, und entwickeln Suchtverhalten oder Essstörungen.

Der Sympathikus, ein Teil des vegetativen Nervensystems, bereitet den Körper auf die schnelle Reaktion vor. Der Parasympathikus hingegen stellt den Ruhezustand wieder her. Puls und Atmung normalisieren sich, die Verdauungstätigkeit setzt wieder ein, die Energiereserven des Körpers werden geschont.[12] Wir reagieren nicht nur instinktiv auf Gefahrensignale, sondern ebenso auf positive Reize – etwa Wasser und Pflanzen –, die das Überleben sichern und das Wohlbefinden stärken. Ulrich ist der Überzeugung, dass der tägliche Kontakt mit der Natur ein wichtiges Gegengewicht zu Stress sein kann, weil sie positive Emotionen auslöst und hilft, Energie aufzubauen.[12,25,27] Tatsächlich belegen einige Studien, dass der Anblick von Naturphänomenen die Aktivität des Parasympathikus anregt, also den Abbau von Stress begünstigt.[56]

THEORIE DER AUFMERKSAMKEITS-WIEDERHERSTELLUNG

Diese Theorie wurde 1989 von Rachel und Stephen Kaplan aufgestellt. Sie bezieht sich auf die Wiederherstellung der »gerichteten Aufmerksamkeit«.[57] Es strengt den Geist an, über längere Zeit intensive Konzentration (Fokussierung, gerichtete Aufmerksamkeit) aufrechtzuerhalten. Wenn die Konzentration nachlässt, werden wir ungeduldig und reizbar, lassen uns leicht ablenken und brauchen eine Pause.[58] Der Theorie zufolge lässt sich neue geistige Kraft schöpfen, indem man einige Zeit in einer »erholsamen Umgebung« verbringt oder diese nur anschaut. Weil wir die Natur interessant finden, kostet uns die Betrachtung einer natürlichen Umgebung keinerlei Anstrengung. Diese mühelose und doch aufmerksame Ablenkung lässt das Gehirn zur Ruhe kommen, und so kann der Geist sich erholen. Eine erholsame Umgebung muss Kaplan zufolge vier Kriterien erfüllen:[59]

1. **Faszination** – Elemente der Umgebung müssen die Aufmerksamkeit fesseln, ohne dass Anstrengung notwendig ist. Besonders wichtig sind dabei »sanfte Reize«. Wellenrauschen etwa stellt nur geringe Ansprüche an die Aufmerksamkeit und gibt dem Geist so Gelegenheit zur Erholung.

2. **Abstand** – Die Umgebung muss physisch oder psychisch deutlich von den Alltagsroutinen des Betroffenen entfernt und unterschieden sein. Es gilt, dem Alltag zu entfliehen.

3. **Umfang** – Die Umgebung muss mengenmäßig so viel Inhalt und Struktur aufweisen, dass Betroffene in eine andere Welt »eintauchen« können.

4. **Gemäßheit** – Es sollte eine Umgebung sein, in der sich der Betroffene gern aufhält, die zu ihm passt.

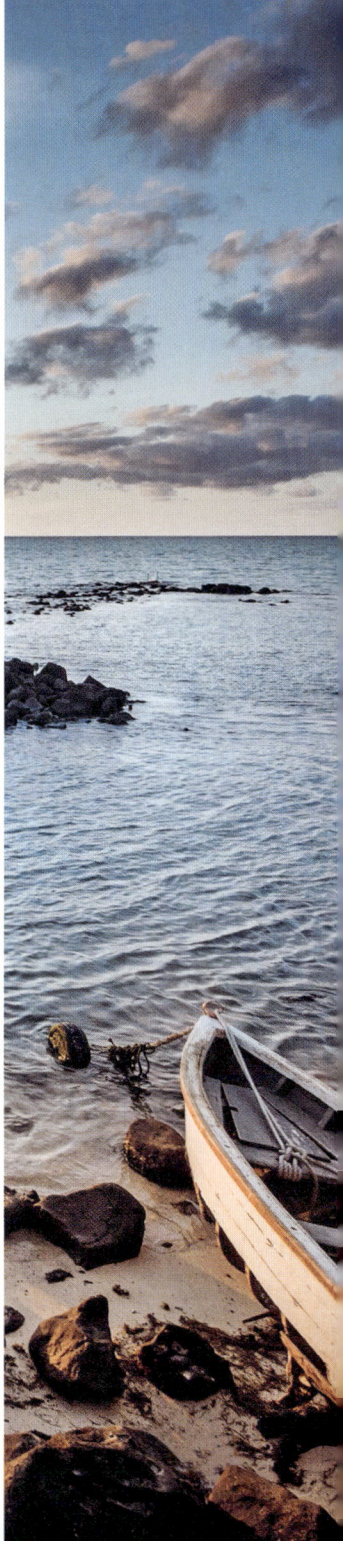

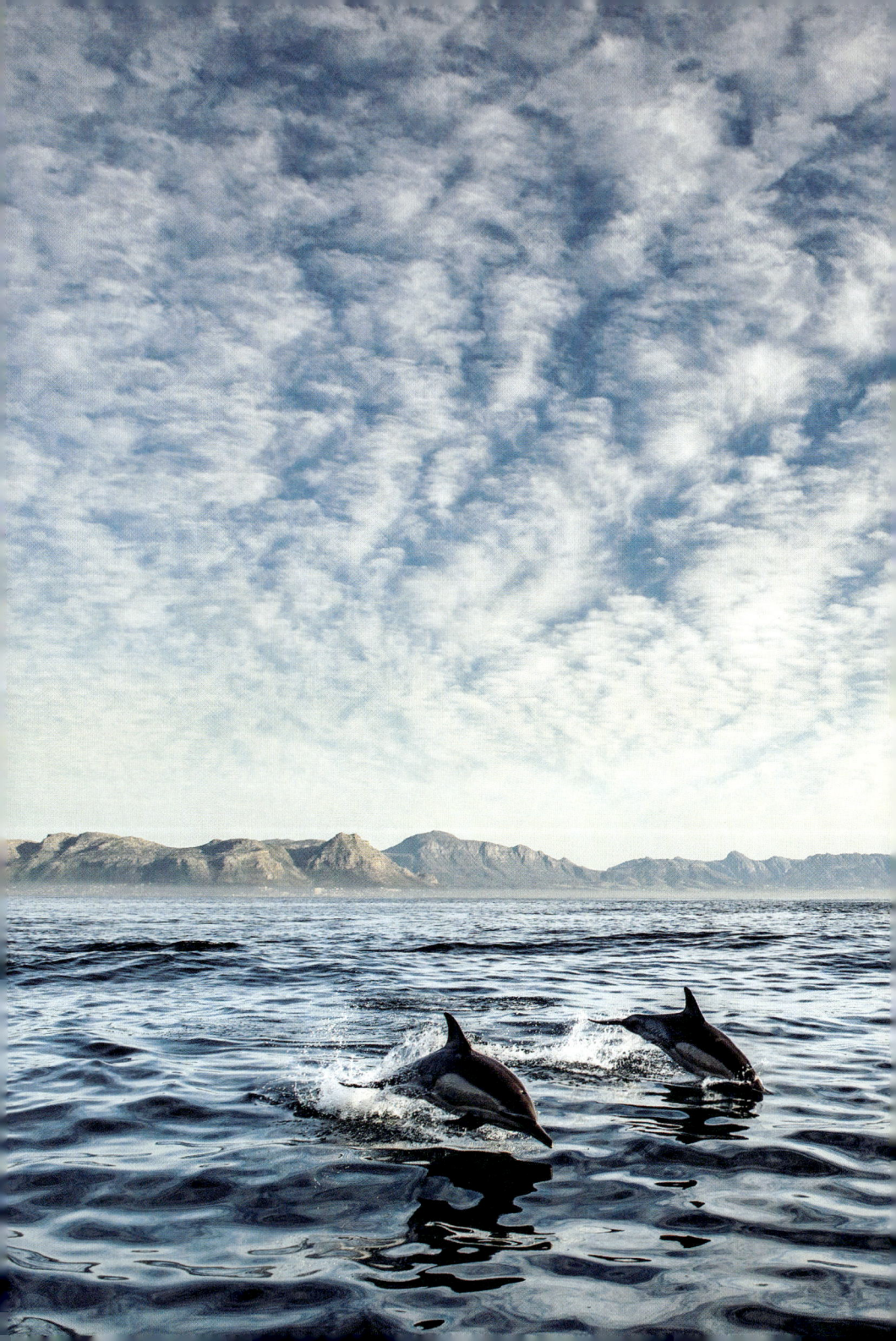

Einführung in die Umweltpsychologie

Der Begriff »Umweltpsychologie« wurde im frühen 20. Jahrhundert von Willy Hugo Hellpach geprägt. Der interdisziplinäre Forschungszweig beschäftigt sich unter anderem mit der Frage, wie sich Küsten und andere Erholungsräume auf Gesundheit und Wohlbefinden des Menschen auswirken.[60] Im weitesten Sinn befassen sich Umweltpsychologen mit jeder Art von Interaktion, positiver wie negativer, zwischen Individuen und ihrer natürlichen oder bebauten Umgebung[61]– also zu Hause, in der Schule, am Arbeitsplatz, an öffentlich zugänglichen Orten oder in der Natur.

Die Bandbreite der Fragestellungen, mit der sich die Umweltpsychologen befassen, ist groß. Sie untersuchen beispielsweise unser Online-Einkaufsverhalten, aber auch die Einflüsse von räumlicher Enge und Lärm oder die Nutzung sozialer Medien. Sie erforschen, wodurch wir uns auf den Straßen sicherer fühlen, wie wir im Beruf produktiver werden, wie wir in virtueller Umgebung interagieren oder wie sich unser Umweltbewusstsein positiv beeinflussen lässt.

Da letztlich alle Aspekte des menschlichen Daseins miteinander in Verbindung stehen, ist es so wichtig, auch die Beziehungen zwischen den Menschen und ihrer Umgebung besser zu verstehen. Unsere Umgebung beeinflusst definitiv unser Fühlen und Handeln. Aber wir beeinflussen auch die Umwelt, indem wir gestaltend (viel zu oft auf negative Weise) in Land, Luft, Wasser und andere Lebensräume eingreifen. Gute Kenntnisse dieses komplexen Beziehungsgeflechts sind nicht nur für die Menschen wichtig, sondern auch für ihre natürliche und gebaute Umgebung.[61]

Die Beziehung zwischen Mensch und Meer

Wie schon dargelegt kann die Umwelt uns Menschen in positivem und negativem Sinn erheblich beeinflussen. Vor allem das moderne Leben in einer hektischen Großstadt kann zum täglichen Stressfaktor werden. Momente in der Natur schaffen einen Ausgleich, die die Gesundheit und das Wohlbefinden positiv beeinflussen. Viele Studien haben sich mit dem »grünen Raum« beschäftigt, zweifellos die am leichtesten erreichbare natürliche Umgebung für Städter. Ich möchte mich einem weniger erforschten Bereich zuwenden, dem »blauen Raum«, genauer dem Meer.

In den folgenden Kapiteln wird der vielfältige körperliche und geistige Nutzen, den wir den Meeren verdanken, genauer beleuchtet. Es geht auch darum, wie wir den Nutzen bei einem Aufenthalt am Meer optimal ausschöpfen können, und wir – in geringerem Umfang – auch zu Hause in seinen Genuss kommen. Im letzten Kapitel möchte ich den Blickwinkel wechseln. Statt um die Frage, was das Meer für uns tut, geht es dann darum, was wir für die Ozeane tun können.

Wir leben in unruhigen Zeiten. Fast täglich hören wir von menschlichen Aktionen und Eingriffen, die den Meeren schaden. Wir profitieren zwar in vielerlei Hinsicht von den Meeren, doch das heißt nicht, dass wir sie schonungslos ausbeuten dürfen. Wir Menschen sind ein Teil der Natur, und die Natur ist ein komplexes Netzwerk von Elementen, die voneinander abhängig sind. Wir wissen nie genau, wie unser heutiges Handeln sich langfristig auf das empfindliche Gleichgewicht der Natur auswirken wird. Es liegt in unserer Verantwortung, im Interesse aller Erdbewohner für die Gesundheit der Ozeane Sorge zu tragen.

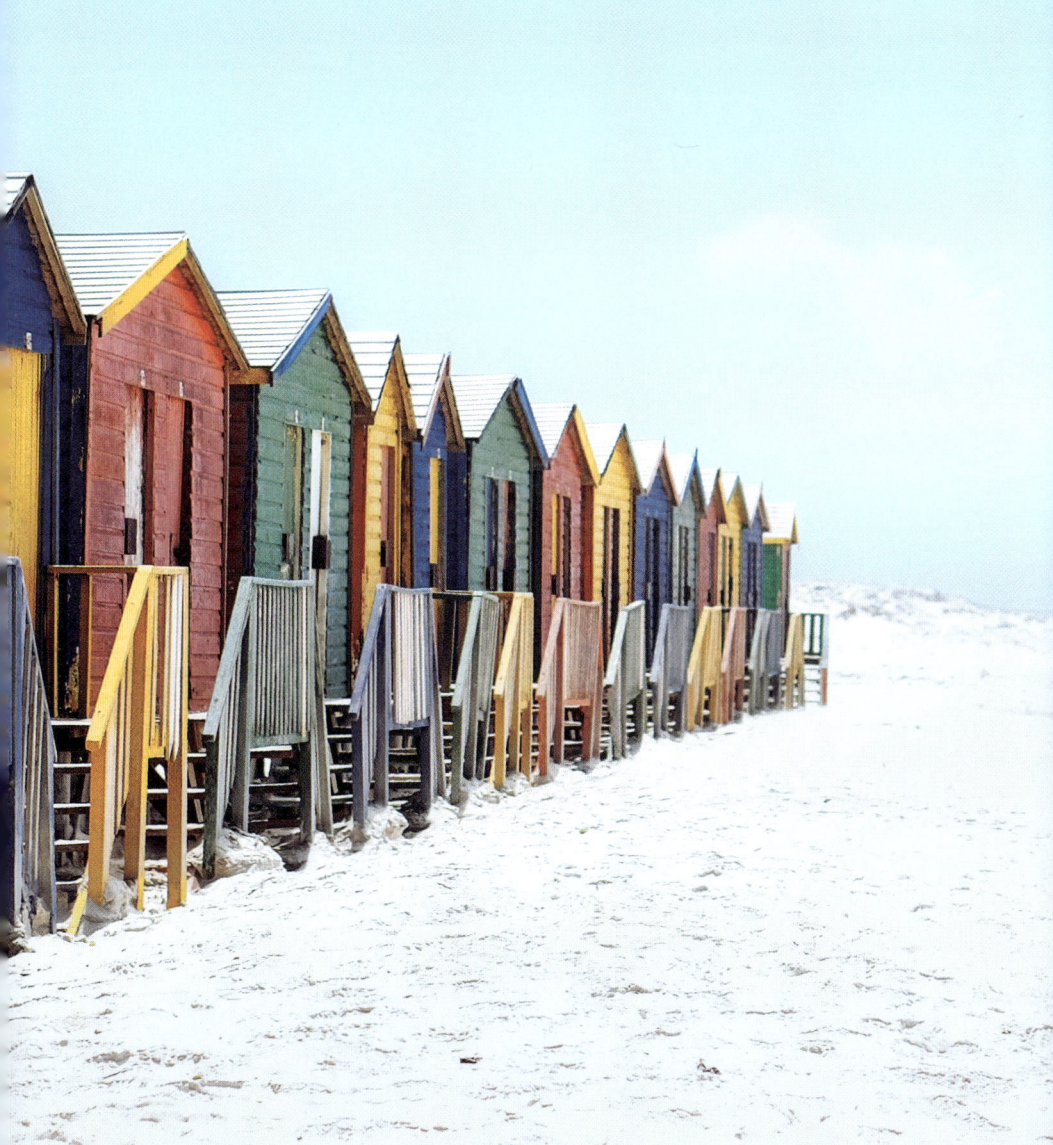

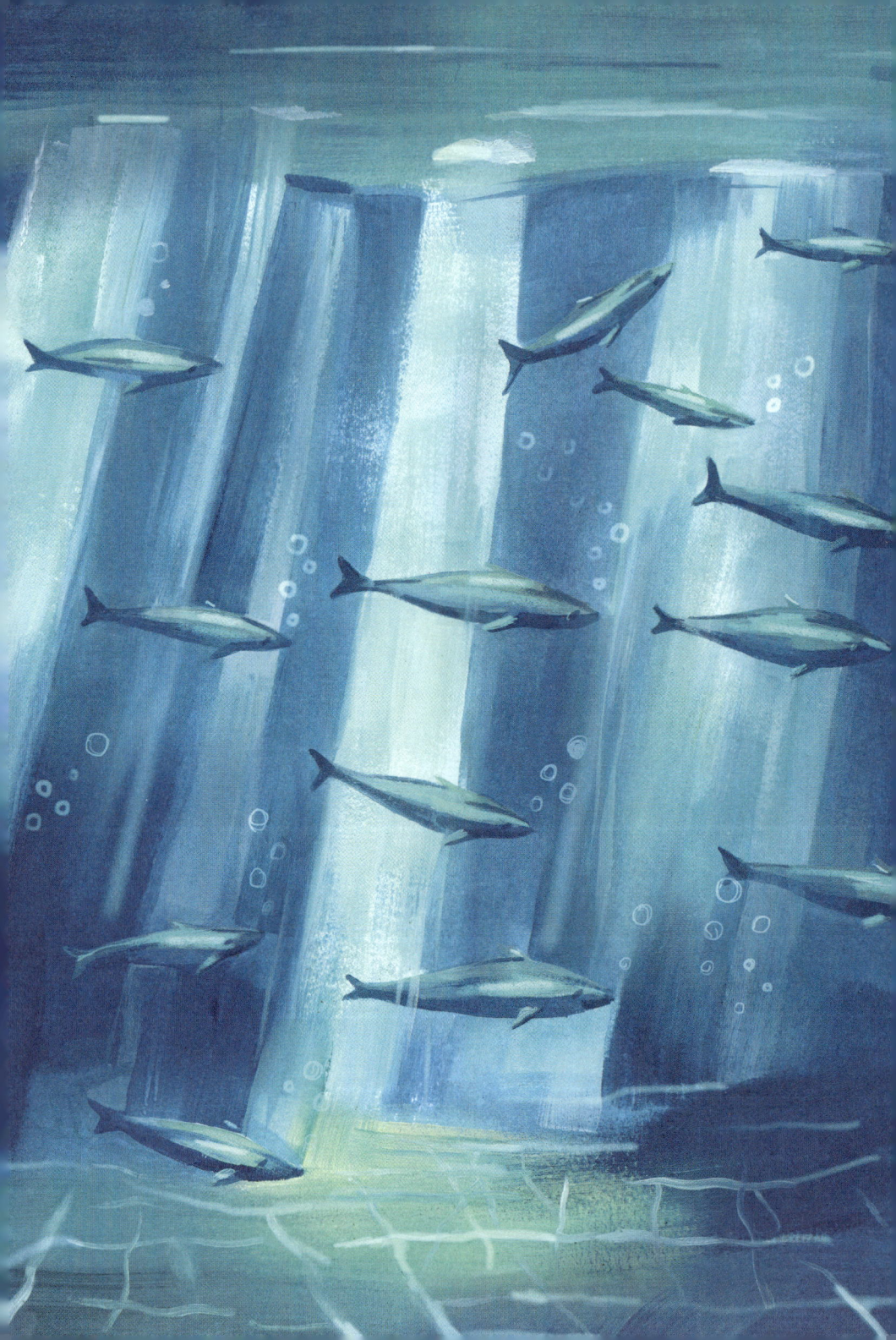

KAPITEL 2

Das Meer und der Körper

»Bis ich meiner Seele Sehnsucht
In der See Geheimnis' kühl'
Und des großen Ozeans Herzschlag
Auch in meinem Pulse fühl'.«

— Henry Wadsworth Longfellow

Die Meere tun viel für unsere Gesundheit und unser Wohlergehen. Sie versorgen uns mit Nahrung und wichtigen Arzneimitteln. Wir können uns an der Küste Bewegung verschaffen, Zeit mit Familie und Freunden verbringen oder Ruhe für die Gedanken und Erholung für den Geist finden. Wenngleich sich körperliche und geistige Gesundheit nicht streng voneinander trennen lassen, geht es in diesem Kapitel hauptsächlich um den Wert, den das Meer für den Körper hat.

NAHRUNG AUS DEM MEER

Fisch und Meeresfrüchte enthalten wertvolle Proteine, die der Körper zum Aufbau und Erhalt von Muskeln, Knochen und Organen benötigt (siehe Seite 144–145). Sie versorgen uns mit lebenswichtigen Vitaminen, beispielsweise Vitamin A und D, und Mineralien wie Jod, das für eine gesunde Schilddrüsenfunktion notwendig ist. Fette Fischarten wie Makrele und Thunfisch enthalten Omega-3-Fettsäuren, die vielen verbreiteten Beschwerden und Krankheiten vorbeugen, darunter Erkrankungen der Herzkranzgefäße, Schlaganfall,[62] Osteoarthritis, rheumatoide Arthritis, entzündliche Darmerkrankungen (z.B. Morbus Crohn), Altersbedingte Makuladegeneration (AMD) sowie Hauterkrankungen.

Auch Algen sind reich an wertvollen Omega-3-Fettsäuren (siehe Seite 150–151). Sie enthalten wenig Kalorien und gesättigte Fette, aber viele Vitamine, Mineralstoffe, Proteine und Ballaststoffe. Insofern sind sie ein ausgesprochen gesundes Nahrungsmittel, vor allem im Vergleich zu Pflanzen, die an Land wachsen, und Lebensmitteln aus der Massentierhaltung.[63,64]

MEDIKAMENTE

Außerdem können aus Algen und Meereslebewesen wie Mollusken, Korallen und Schwämmen Stoffe gewonnen werden, die interessante Perspektiven für die Heilkunde bieten. Über 6000 einzigartiger Verbindungen wurden aus Meeresorganismen isoliert, und Hunderte von ihnen besitzen therapeutische Wirkung, die sich in der Pharmazie als wertvoll erwiesen haben. Meeresschwämme etwa gelten als eine der vielversprechendsten Quellen neuer Medikamente. Bei Untersuchungen

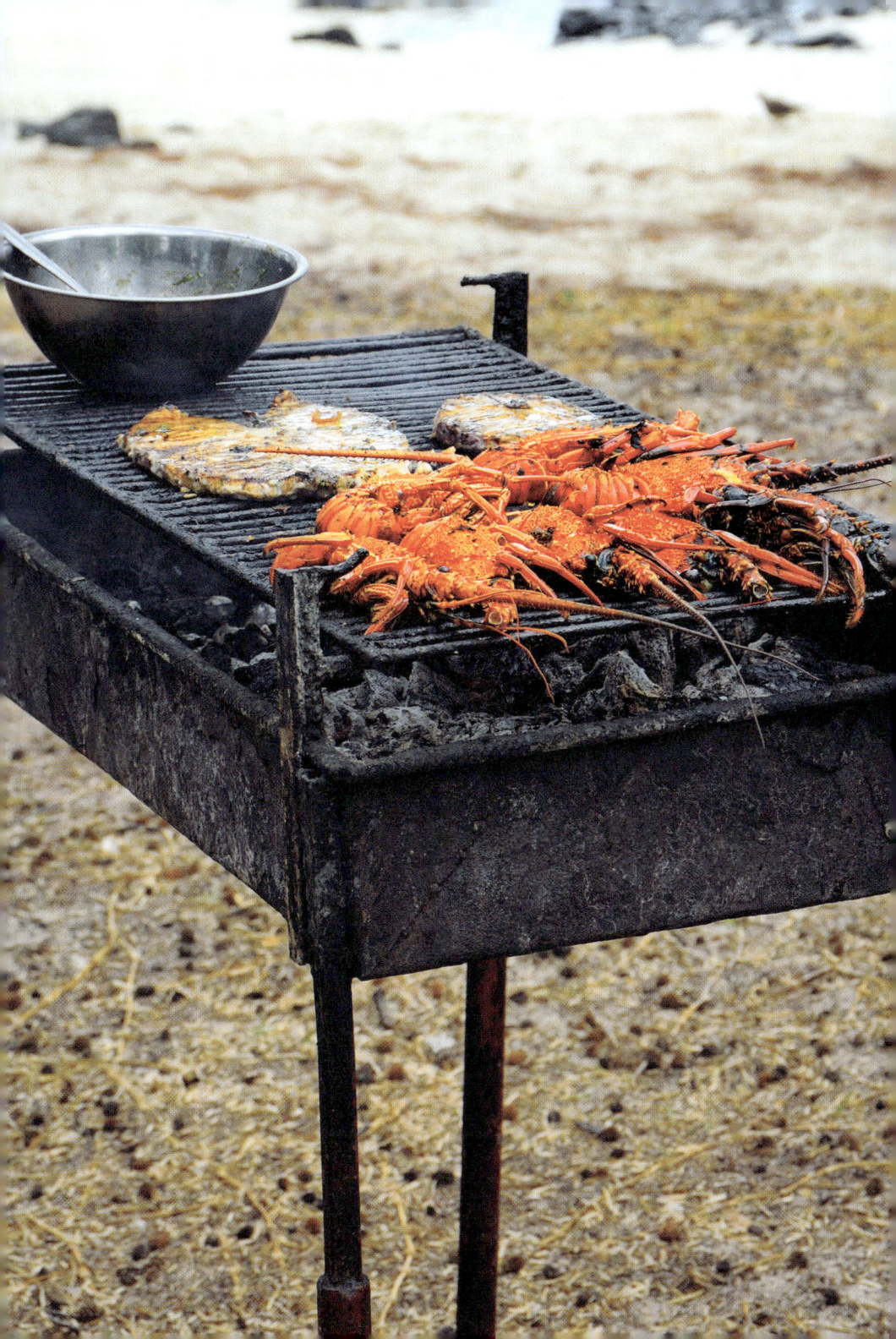

von Meeresschwämmen wurden Stoffe gefunden, die beispielsweise gegen Bakterien, Viren und Pilze wirken, Entzündungen hemmen oder zur Behandlung von Krebs und Malaria eingesetzt werden könnten.[65-67]

Das Problem der Resistenz

Antimikrobielle Medikamente werden eingesetzt, um Erkrankungen durch Mikroorganismen – Bakterien, Viren und Pilze – zu verhüten oder zu behandeln. Wenn Mikroorganismen ihre Reaktion auf diese Wirkstoffe (z. B. Antibiotika) verändern, kommt es zur Resistenz, und die Krankheit kann nicht mehr behandelt werden. Weil die Zahl der resistenten Erreger stark zunimmt, sind immer mehr Krankheiten, darunter Tuberkulose und Lungenentzündung, zunehmend schwieriger zu heilen.

Resistenz ist ein großes Problem für die menschliche Gesundheit, denn etwa 700 000 Menschen sterben jährlich aufgrund von Resistenzen. Resistenz betrifft aber auch Tiere und Nutzpflanzen, was sich auf die Lebensmittelsicherheit auswirkt. Aus diesem Grund ist es so wichtig, neue antimikrobielle Wirkstoffe zu finden. Meeresschwämme bieten hier eine Perspektive.[68,69]

Thalassotherapie und ähnliche Behandlungen

Die Wissenschaft ist zwar ständig auf der Suche nach neuen Wirkstoffen gegen ernsthafte Krankheiten, aber Meeresorganismen, Meerwasser und frische Seeluft werden schon seit Generationen zur Behandlung von körperlichen Beschwerden eingesetzt.

Die Thalassotherapie (vom griechischen Wort *thalassa* = Meer) setzt auf die Heilwirkung von Algen und anderen Meeresprodukten, Meerwasser und sogar der Nähe zum Meer. Ihre Wurzeln reichen bis in die Antike zurück. Schon die Griechen, Römer und Ägypter behandelten verschiedene Leiden mit Meerwasser.[66]

Erst im 17. Jahrhundert beschäftigte sich der britische Arzt Richard Russell eingehender mit der Thalassotherapie. Aus der Betrachtung zahlreicher Fallbeispiele folgerte er, dass die Mineralien im Meerwasser, darunter Magnesium und andere Spurenelemente, zur Behandlung verschiedener Beschwerden geeignet seien.[7] Russell eröffnete eine Praxis in Brighton, und bald waren »Seebäder« überaus beliebt. In anderen Teilen Englands entstanden Krankenhäuser an der Küste. Bald erwachte das Interesse an dieser Therapieform auch auf dem europäischen Festland, und im 19. Jahrhundert gab es vor allem in Frankreich und Deutschland zahlreiche Thalassozentren. Stichhaltige wissenschaftliche Belege für die Wirksamkeit gab es jedoch nicht, und als im 20. Jahrhundert die Antibiotika eingeführt wurden, verlor die Thalassotherapie stark an Bedeutung.[70]

Seit einiger Zeit nimmt in der westlichen Welt das Interesse an Alternativen zur konventionellen Medizin zu, und »traditionelle« Heilweisen wie Akupunktur, Homöopathie und Kräuterheilkunde gewinnen wieder an Boden. Dafür gibt es verschiedene Gründe, beispielsweise Unzufriedenheit mit konventionellen Medikamenten und vor allem den Nebenwirkungen, ihre Unwirksamkeit bei manchen Beschwerden und lange Wartelisten. Einer verbreiteten Meinung zufolge sind »natürliche« Heilweisen zudem wirksamer und bergen weniger Risiken. Das wiedererwachte Interesse an alternativen Heilweisen bescherte auch der Thalassotherapie neuen Zulauf.[7]

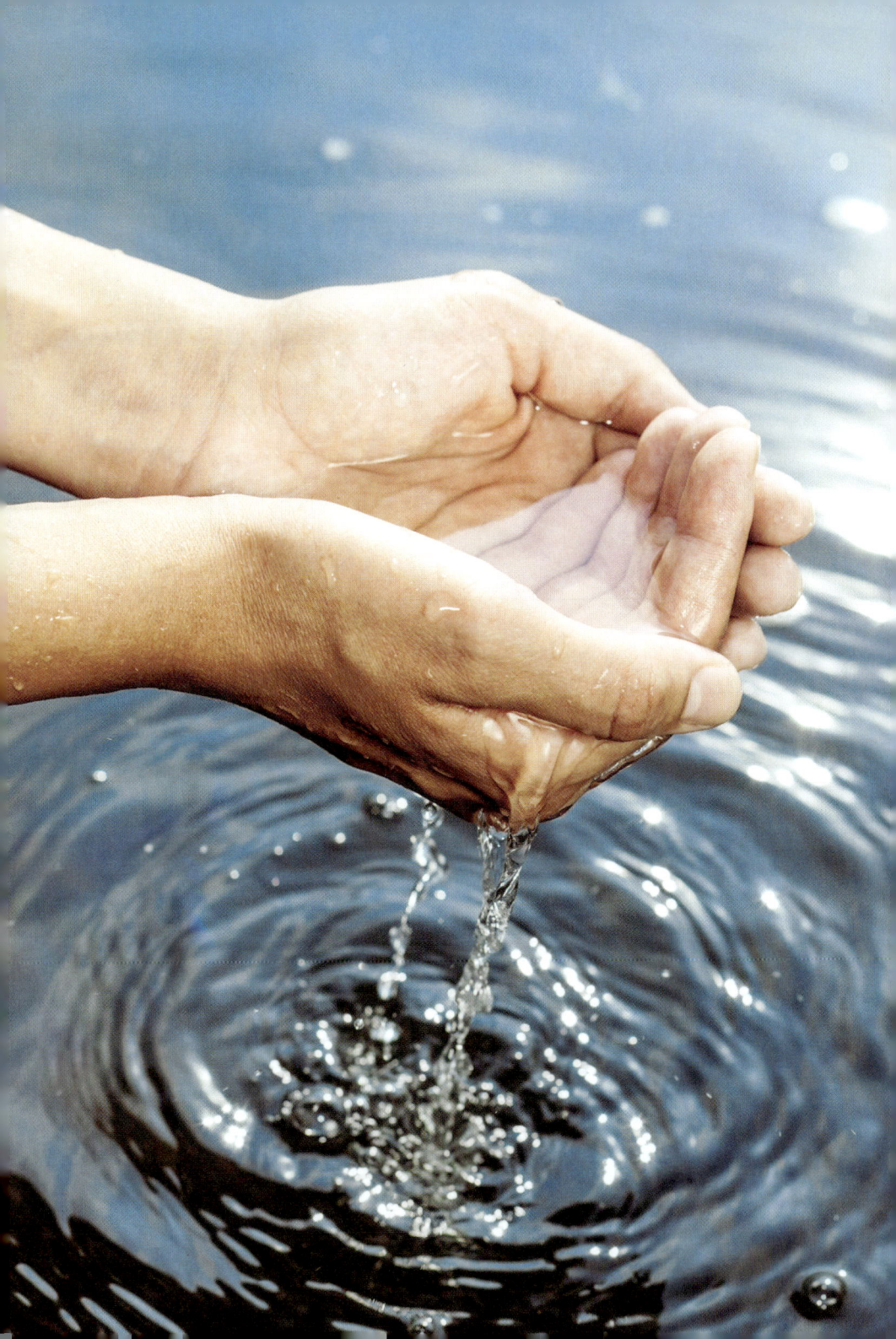

WIRKT DIE THALASSOTHERAPIE?

Es ist zwar umstritten, dass Magnesium durch die Haut ebenso gut aufgenommen wird wie bei oraler Einnahme,[72,73] aber Meerwasserbäder gelten schon lange als ergänzende Magnesiumquelle. Wahrscheinlich lassen sich Ekzeme und verschiedene andere Hauterkrankungen erfolgreich mit Meerwasser behandeln.

Viele Kosmetikinstitute bieten Behandlungen an, die auf der Thalassotherapie basieren, beispielsweise Algenwickel, die dem Körper Giftstoffe und überschüssige Flüssigkeit entziehen und so Cellulite bekämpfen sollen. Sicherlich wird sich die Forschung weiterhin mit der Wirksamkeit solcher Behandlungen beschäftigen, es gibt aber bereits Hinweise darauf, dass Thalassotherapie und ähnliche Anwendungen bei Arthritis, Rheumatismus, Rückenschmerzen und anderen Beschwerden Linderung bringen können.[66]

Dass stichhaltige wissenschaftliche Beweise für die Wirksamkeit von Thalasso, Aromatherapie und ähnlichen Behandlungen noch ausstehen, muss nach Meinung mancher Befürworter ihrer Anwendung nicht im Weg stehen. Viele alternative Therapien sind zwar nicht erschöpfend erforscht, dennoch bestätigen zahlreiche Patienten, bei denen sie angewandt wurden, die Wirkung. Wenn eine Behandlung keine unerwünschten Nebenwirkungen hat, und selbst wenn sie nur aufgrund des Placeboeffekts wirkt, könnte sie also trotz fehlender klinischer Beweise ergänzend eingesetzt werden.[7,71]

GESUNDE SEELUFT?

Es wird vermutet, dass Seeluft Beschwerden der Atemwege lindern kann. Generell gilt frische, saubere Atemluft schon seit Generationen als gesundheitsfördernd und soll manchen Stimmen zufolge sogar der Ausbreitung von Tuberkulose vorbeugen.[74] Studien lassen vermuten, dass Seeluft die Gesundheit in besonderer Weise begünstigt. Aus Berichten von Surfern, die an Mukoviszidose leiden, geht hervor, dass Seeluft Linderung verschaffen kann. Wissenschaftler haben festgestellt, dass Inhalationen mit konzentrierter Salzlösung tatsächlich die Lungenfunktion stärken und die Krankheitssymptome lindern kann.[75]

Bewegung

Zweifellos liegt der Gesundheitswert des Meers auch darin, dass man darin baden kann. Bewegungsmangel zählt zu den Risikofaktoren für viele Krankheiten unserer Zeit, beispielsweise Herzerkrankungen, Bluthochdruck, Übergewicht und Diabetes. Er schadet aber auch der geistigen Gesundheit. Um ein Leben lang körperlich und geistig gesund zu bleiben, ist es wichtig, sich ausreichend zu bewegen.[22]

Weil jede natürliche Umgebung sich für jeweils typische Arten der Bewegung anbietet, vermuten Wissenschaftler, dass dadurch auch der Grad der körperlichen Aktivität beeinflusst wird. Hinzu kommt, dass Bewegung in der Natur nicht nur die körperliche Fitness fördert, sondern auch auf anderen Ebenen wirksam ist.[22] Bewegung in der Natur stärkt das Selbstwertgefühl und das Selbstvertrauen, und sie wirkt stimmungsaufhellend, weil sie den Abbau von Anspannung, Zorn und Depressionen unterstützt. Zudem sind Menschen im Freien eher als beim Training im Fitnessstudio geneigt, Bewegungsabläufe zu wiederholen. Interessanterweise scheinen die ersten fünf Minuten den stärksten Einfluss auf Stimmung und Selbstwertgefühl zu haben. Das bedeutet: Die positive psychologische Wirkung setzt sehr schnell ein.[76]

Ein Spaziergang oder eine Trainingseinheit scheint im Freien körperlich etwas leichter zu sein. In einer Studie wurde festgestellt, dass Probanden, die ihr eigenes Tempo bestimmen konnten, im Freien zügiger gingen als im Gebäude, etwa auf dem Laufband. Paradoxerweise berichteten sie, sie hätten es als weniger anstrengend empfunden.[77]

Wenn die Studienteilnehmer aufgefordert wurden, drinnen und draußen dasselbe Maß an körperlicher Anstrengung aufzuwenden, gingen die meisten im Freien schneller, also mit größerem physiologischem Krafteinsatz. Das lässt vermuten, dass Bewegung in einer natürlichen Umgebung als weniger anstrengend wahrgenommen wird.[78] Möglicherweise nehmen wir in einer angenehmen Umgebung physiologische Signale und negative Emotionen weniger stark wahr, sodass das Gefühl der Anstrengung verringert wird. Weil folglich die Ermüdung später einsetzt, können wir uns intensiver und ausdauernder bewegen.

»BLUE GYM« UND BLAUES TRAINING

Schon vor Jahrzehnten wurde erforscht, wie der soge-
nannte grüne Raum die körperliche Aktivität fördern
kann. In den 1990er-Jahren wurde die »Green Gym«-
Initiative gegründet. Sie wollte Menschen, die keinen
Sport treiben, dabei unterstützen, ihre Fitness und
ihr Wohlbefinden zu verbessern und gleichzeitig aktiv
etwas für die Erhaltung ihrer grünen Umgebung zu
tun.[79] Wesentlich jünger ist die »Blue Gym«-Initiative.
Sie knüpft an die Idee des Green Gym an und vertritt
zwei Hauptziele:

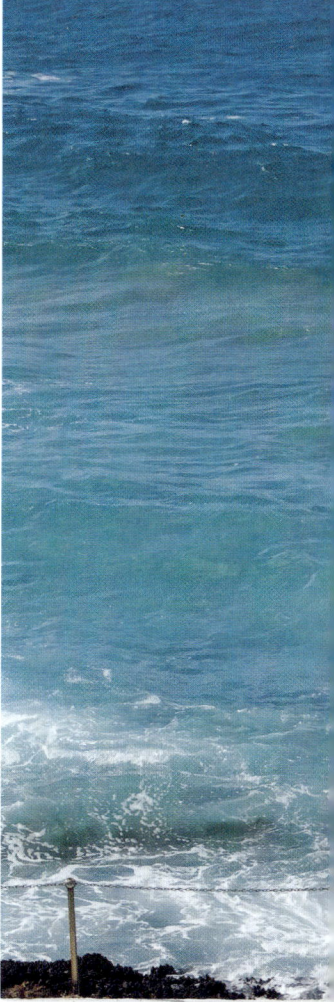

- Den Wert natürlicher Wasserlandschaften (z. B. Seen,
  Flüsse und Küsten) für Gesundheit und Wohlbefinden des Menschen besser bekannt machen.

- Das öffentliche Bewusstsein für Gewässerprobleme
  wecken und die Menschen anregen, sich für den
  Schutz dieser wertvollen Naturräume einzusetzen.

In der Folge haben sich zahlreiche Studien mit dem
Gesundheitsnutzen des »blauen Trainings« beschäftigt,
und in der Bevölkerung ist das Bewusstsein für die
Notwendigkeit eines verantwortlichen Umgangs mit
Gewässern gewachsen.[47]

   »Blaues Training« ist jede Art von körperlicher
Bewegung, die in direktem Bezug zu einem natürlichen Gewässer steht.[80] Sie kann im Wasser stattfinden (z. B. Schwimmen), auf dem Wasser (z. B. Surfen,
Paddeln), unter Wasser (z. B. Tauchen) oder auch am
Wasser (z. B. ein einfacher Strandspaziergang). Der
Begriff »blaues Training« ist neu, aber wir können
davon ausgehen, dass sich die Menschen seit Jahrhunderten, wenn nicht Jahrtausenden, im und am Wasser
bewegten.

   Früher war Wasser hauptsächlich Nahrungsquelle
und Transportweg. Aktivitäten wie das Wellenreiten dienten aber zweifellos auch dem Vergnügen.
Historische Dokumente über die Entwicklung des
Wellenreitens gibt es kaum. Die ersten Europäer,

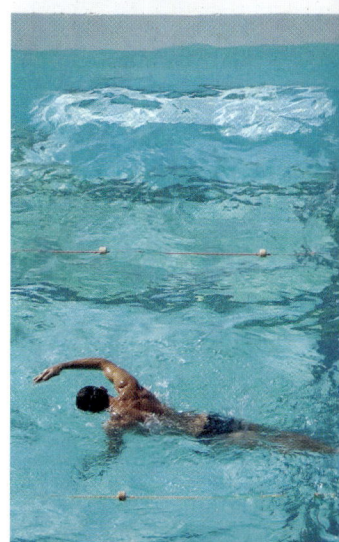

die Surfer sahen, waren Kapitän James Cook und seine Mannschaft, die Ende der 1770er-Jahre mit der HMS *Endeavour* zur Insel Tahiti segelten.[81]

Um die gleiche Zeit waren in Europa heilende Meerwasserbäder (Thalassotherapie) beliebt. Oft unternahm man nach dem Bad einen forschen Strandspaziergang, um möglichst viel belebende Seeluft einzuatmen. Um die Mitte des 19. Jahrhunderts setzte sich das Schwimmen als Freizeitvergnügen allmählich durch.[47] Weil die Menschen mehr Freizeit und bessere Reisemöglichkeiten hatten, konnten sie die Küsten leichter erreichen und als Erholungsgebiete nutzen. Heute, im 21. Jahrhundert, fahren zwar viele Menschen ans Meer, um sich zu entspannen und Zeit mit Familie oder Freunden zu verbringen, aber noch immer hat die Bewegung im und am Wasser ihren Wert.[82]

BLAUES TRAINING: WAS BRINGT ES?

Bewegung senkt das Risiko für schwere Krankheiten wie Herzerkrankungen, Schlaganfall oder Diabetes Typ 2. Sie kann das Risiko für einige Krebsarten um bis zu 50 Prozent senken und die Gefahr, früh zu sterben, um bis zu 30 Prozent verringern. Bewegung stärkt das Selbstwertgefühl, hellt die Stimmung auf, wirkt Antriebslosigkeit entgegen und verbessert die Schlafqualität. Außerdem kann sie Stress und Depressionen lindern und Demenzerkrankungen vorbeugen oder verzögern.[74]

Auf der Website der britischen Gesundheitsbehörde (NHS) ist nachzulesen, welche Wirkungen regelmäßiger Bewegung wissenschaftlich erwiesen sind:

- bis zu 35 % geringeres Risiko für Herzinfarkt und Schlaganfall

- bis zu 50 % geringeres Risiko für Diabetes Typ 2

- bis zu 50 % geringeres Darmkrebsrisiko

- bis zu 20 % geringeres Brustkrebsrisiko

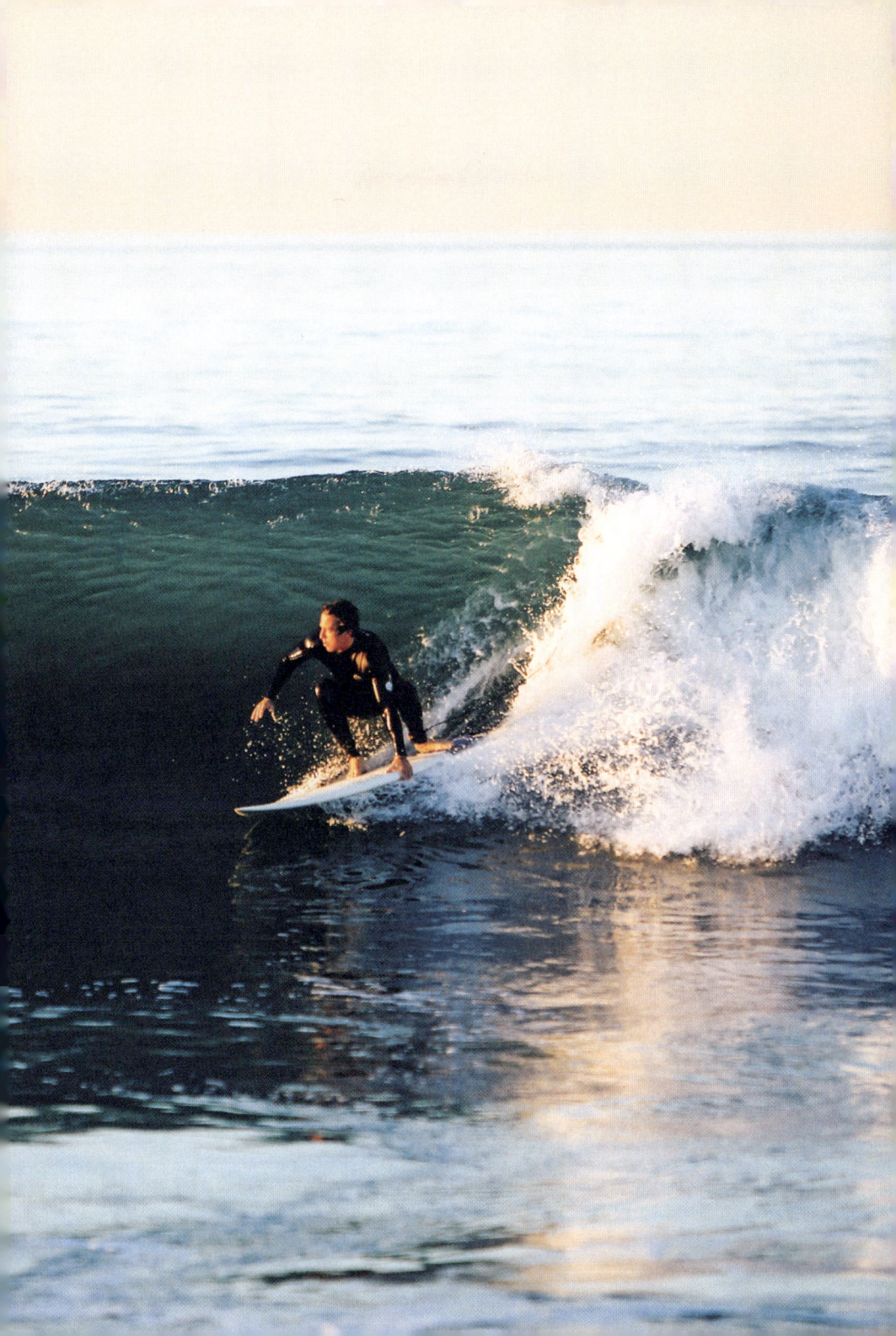

- bis zu 30 % geringeres Risiko, früh zu sterben

- bis zu 83 % geringeres Risiko für Osteoarthritis

- bis zu 68 % geringeres Risiko für Beckenbrüche

- etwa 30 % geringeres Sturzrisiko bei älteren Personen

- bis zu 30 % geringeres Risiko für Depressionen

- bis zu 30 % geringeres Risiko für Demenzerkrankungen

Wissenschaftlich erwiesen ist sogar, dass Küstenbewohner allgemein zufriedener und gesünder sind als Menschen, die im Binnenland leben.[3] Das könnte daran liegen, dass die Küstennähe körperliche Bewegung fördert, deren Vorzüge ja bereits dargelegt wurden.[83] Aus Studien, die in Neuseeland und Australien durchgeführt wurden, geht hervor, dass Küstenbewohner selbst angeben, sich mehr zu bewegen. Eine Studie aus England bestätigt diese Resultate, denn sie ergab, dass Menschen das empfohlene Maß an Bewegung eher erreichen, wenn sie in Küstennähe leben.[83]

BLAUES TRAINING – VARIANTEN

Welche Arten von Bewegung sind an der Küste besonders empfehlenswert? Die weitaus beliebteste Aktivität ist das Spazierengehen, denn sie hat viele Vorteile. Spazierengehen kostet kein Geld, man braucht keine spezielle Ausrüstung, man kann sein Tempo selbst bestimmen und die Belastung der Gelenke ist nicht extrem. Besonders sinnvoll ist ein Training mit mittlerer Intensität, was einem zügigen Tempo von 5 bis 6,5 km/h entspricht.[84]

Gesundheitsfördernd, wenn auch nicht so beliebt wie das Spazierengehen, sind Sportarten mit höherer Intensität, etwa Schwimmen, Paddeln oder Surfen. Ihr Nutzen für Herz und Kreislauf ist deutlich größer als der von Sportarten mit geringer Intensität (z. B. Angeln),[85] doch selbst diese haben ihren Wert, wenn sie oft und regelmäßig genug ausgeübt werden. Angeln zählt zu den Sportarten mit geringer Intensität, aber viele Angler gehen ihrem Hobby sehr regelmäßig nach. Kite-Surfing und andere Aktivitäten mit hoher Intensität werden hingegen oft nur gelegentlich und unregelmäßig ausgeübt.[86] Da Ausflüge ans Meer oft länger dauern als Ausflüge in andere Naturräume, kann sich in der Summe auch bei gemäßigter Bewegung ein guter Trainingseffekt einstellen.[85]

AN LAND ODER IM WASSER?

Bewegung im Wasser wird immer beliebter. Wegen des Auftriebs und des Widerstands werden beispielsweise bei aerobem Training die Gelenke nur wenig beansprucht, es wird aber viel Energie verbrannt. Wassergymnastik eignet sich vor allem für bestimmte Personengruppen, beispielsweise Senioren oder Menschen, die an orthopädischen Problemen, Rückenschmerzen, Arthritis, Osteoporose oder ähnlichen Beschwerden leiden, die an Land kaum noch gelindert werden können. Für Übergewichtige könnte außerdem der psychologische Faktor eine Rolle spielen: Die Scheu, sich beim Sport zu zeigen, ist geringer, wenn ein Großteil ihres Körpers unter Wasser bleibt. Auch hilft ihnen die erhöhte Energieverbrennung. Das Gehen in knie- bis hüfthohem Wasser ist wesentlich anstrengender als das Gehen an Land.[87]

SCHWIMMBECKEN ODER OFFENES MEER?

In einer Studie wurde untersucht, wie Frauen mit Fibromyalgiesyndrom (einer chronischen Schmerzerkrankung) auf das gleichartige aerobe Trainingsprogramm ansprachen, das einmal in einem Becken und einmal im Meer ausgeführt wurde. Die Bewegung im Wasser war für beide Gruppen gleichermaßen körperlich effektiv, aber das Training im Meer hatte die positivere emotionale Wirkung.[88]

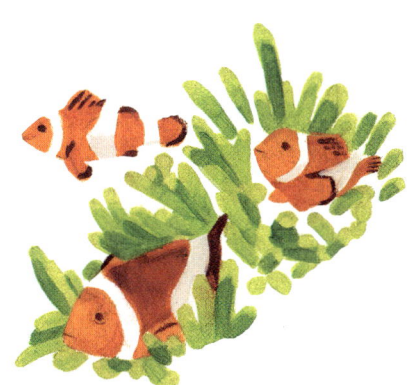

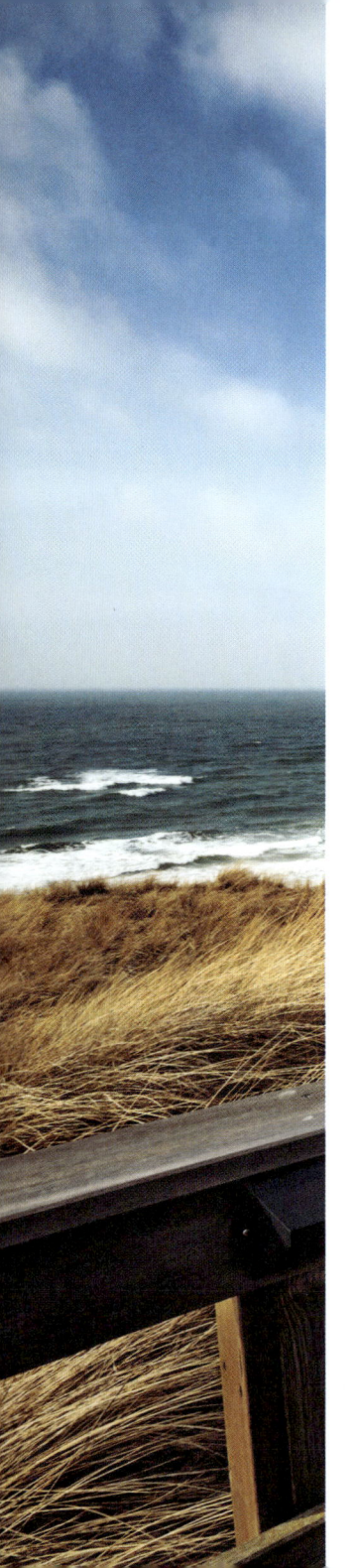

BEWEGUNG FÜR DIE GANZE FAMILIE

Für Familien können (Ferien-)Aufenthalte an der Küste besonders wertvoll sein. Britische Forscher haben ausführliche Befragungen von Kindern im Alter von 8 bis 11 Jahren durchgeführt und herausgefunden, dass sie den Strand als einen Ort erleben, an dem die ganze Familie gemeinsam spielt. In Parks sitzen die Erwachsenen oft auf einer Bank und beaufsichtigen die Kinder lediglich. Am Strand spielen sie viel häufiger Fußball oder Frisbee oder gehen mit den Kindern schwimmen. Neben der körperlichen Bewegung sind somit auch der gemeinsame Spaß, der Stressabbau und die soziale Interaktion Aspekte, die der Gesamtgesundheit nützen.[6]

BLAUES TRAINING ALS HILFE ZUR ALLTAGSBEWÄLTIGUNG

Dass Unterricht nicht unbedingt im Klassenzimmer stattfinden muss, haben viele Schulen bereits erkannt.[89] Das direkte Erleben gilt heute als wichtige Ergänzung zum konventionellen Frontal- und Gruppenunterricht. Besonders wertvoll sind Aktivitäten im Freien für ganz junge Schüler, aber auch noch für Jugendliche, die möglicherweise keinen Schulabschluss schaffen. In einer Studie wurde die Wirkung eines zwölfwöchigen Surfkurses untersucht, die speziell auf eine solche Risikogruppe im Alter zwischen 12 und 16 zugeschnitten war. Neben dem Surfen lernten die Jugendlichen auch etwas über Umweltschutz und Nachhaltigkeit. Die Forscher verglichen die Pulsfrequenz vor und nach dem Kurs und schlossen aus einer deutlichen Senkung desselben auf eine Verbesserung der allgemeinen körperlichen Fitness. Weitere positive Effekte des Programms waren eine verbesserte, wohlwollendere Einstellung zu Schule und Freundschaften und ein ausgeprägteres Umweltbewusstsein.[90] Auswertungen ähnlicher Maßnahmen (z. B. Segelwochen) deuten darauf hin, dass vor allem Kinder und Jugendliche mit Schulproblemen in körperlicher, geistiger und sozialer Hinsicht von »blauen Aktivitäten« profitieren.

Auch für Erwachsene können solche Programme von Vorteil sein. In verschiedenen Ländern werden Aktivitäten wie Segeln, Kajakfahren oder Surfen gezielt eingesetzt, um Menschen mit körperlichen Behinderungen (z. B. nach Amputationen) oder psychischen Problemen (z. B. Posttraumatische Belastungsstörung, Depression oder Suchterkrankung) bei der Bewältigung ihrer spezifischen Problematik zu helfen. Sportarten wie Surfen, Stand-up-Paddling-Wettkämpfe und Wildwasserpaddeln scheinen interessanterweise vor allem bei Drogen- und Alkoholabhängigkeit Erfolg zu versprechen. Das liegt vermutlich daran, dass es bei solchen Sportarten zu einer Ausschüttung von sogenannten Glückshormonen kommt, die einen »alternativen Rausch« auslösen und das Bedürfnis des Gehirns nach Stimulation befriedigen.[91]

REGT DER NATURRAUM KÜSTE ZU KÖRPERLICHER AKTIVITÄT AN?

Viele Menschen wissen, dass Bewegung wichtig ist, und tun sich dennoch schwer, sie in ihren Alltag zu integrieren. Typische Ausreden sind Zeitmangel und fehlende Motivation. Sport wird oft als unbequem, langweilig oder unwichtig angesehen. Auch andere Faktoren wie Geschlecht, Alter und sozioökonomischer Status spielen eine Rolle. Eine Studie ergab, dass Mädchen körperlich weniger aktiv sind als Jungen,[92] und dass Frauen am ehesten Sport treiben, um abzunehmen und den Körper zu straffen, während Männer häufiger trainieren, weil es ihnen Vergnügen bereitet.[93]

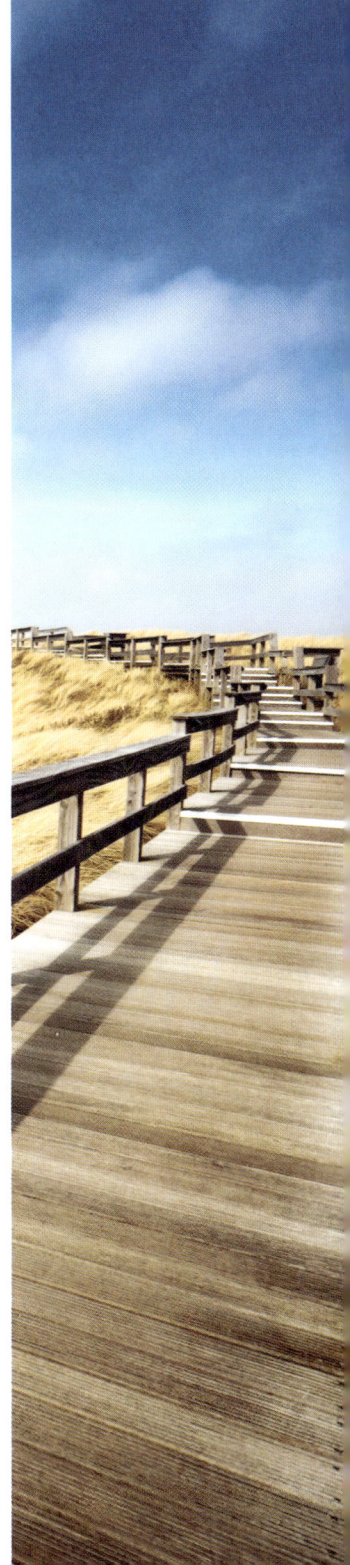

Können manche dieser Faktoren dadurch beeinflusst werden, dass man sich an der Küste aufhält? Im Rahmen einer groß angelegten Studie haben britische Forscher sieben Jahre lang Daten von 326 755 Personen gesammelt und ausgewertet, wie diese ihre Freizeit in verschiedenen Naturräumen verbringen, beispielsweise am Strand, an der Küste, an Binnengewässern (Flüsse, Seen, Kanäle), in Stadtparks und in Waldgebieten.[85] Sie fanden heraus, dass die Menschen zwar seltener an den Strand oder die Küste fuhren (vermutlich, weil Parks und ähnliche Möglichkeiten leichter und schneller zu erreichen sind), dass bestimmten Gruppen diese Aufenthalte aber sehr wichtig waren. Frauen und ältere Erwachsene fuhren beispielsweise besonders gern an die Küste. Da diese Gruppen normalerweise körperlich weniger aktiv sind als Männer oder jüngere Menschen, könnte man schlussfolgern, dass Ausflüge ans Meer nützlich sind, um vor allem die weniger aktiven Bevölkerungsgruppen zu mehr Bewegung zu motivieren.

Auf die Frage, warum sie überhaupt Ausflüge in die Natur unternehmen, antworteten interessanterweise Personen, die das Meer bevorzugen, dass sie es aus sozialen Gründen tun (z. B. um Zeit mit der Familie zu verbringen), aber auch zum Entspannen und Abschalten. »Gesundheit und Bewegung« wurden seltener als Gründe genannt.[85] Nichtsdestoweniger gehen Besuche am Meer fast immer mit Bewegung – meist Spaziergängen – einher. Manche Menschen hegen einen Widerwillen gegen Sport, weil sie an stundenlanges Training im Studio, Joggen oder Gewichtestemmen denken. Wenn sie aber am Meer mit Freunden spazieren gehen oder mit den Kindern spielen, treiben sie Sport, ohne sich dessen bewusst zu sein.

Blaue Zonen

Blaue Zonen sind Orte mit einer außergewöhnlich hohen Lebenserwartung. Der Begriff geht zurück auf den Journalisten und Autor Dan Buettner und seine Titelstory »The Secrets of a Long Life«, die 2005 in der Zeitschrift *National Geographic* erschien. Forscher hatten ermittelt, dass Sardinien weltweit den höchsten Anteil an Männern über 100 Jahren hatte.[94] Buettner beschrieb insgesamt fünf Regionen, in denen die statistische Lebenserwartung über dem Durchschnitt liegt:

- Okinawa (Archipel in Japan)

- Sardinien (Italien)

- Nicoya (Halbinsel in Costa Rica)

- Ikaria (Insel in Griechenland)

- Loma Linda (Stadt in Kalifornien mit vielen Adventisten, USA)

Buettner stellte fest, dass an diesen Orten nicht nur die Zahl der über Hundertjährigen hoch ist, sondern dass viele ohne die üblichen Gesundheitsprobleme alt geworden sind, unter denen so viel Menschen in der entwickelten Welt leiden: Übergewicht, Diabetes, Herzkrankheiten und Krebs. Die Bewohner der blauen Zonen haben ähnliche Lebensgewohnheiten. Sie bleiben bis ins Alter körperlich aktiv, stellen das Wohlergehen der Familie über andere Belange und pflegen intensive soziale Kontakte. Vieles davon kann durch die Nähe zum Meer begünstigt werden. Die Küstenstädte Südkaliforniens haben Gelder für ein »Blue Zone Project« bereitgestellt. Es zielt nicht nur auf körperliche Gesundheit ab, sondern auch auf Interaktion in der Gemeinschaft, Spaziergänge, Fitness und Achtsamkeitsübungen. [95]

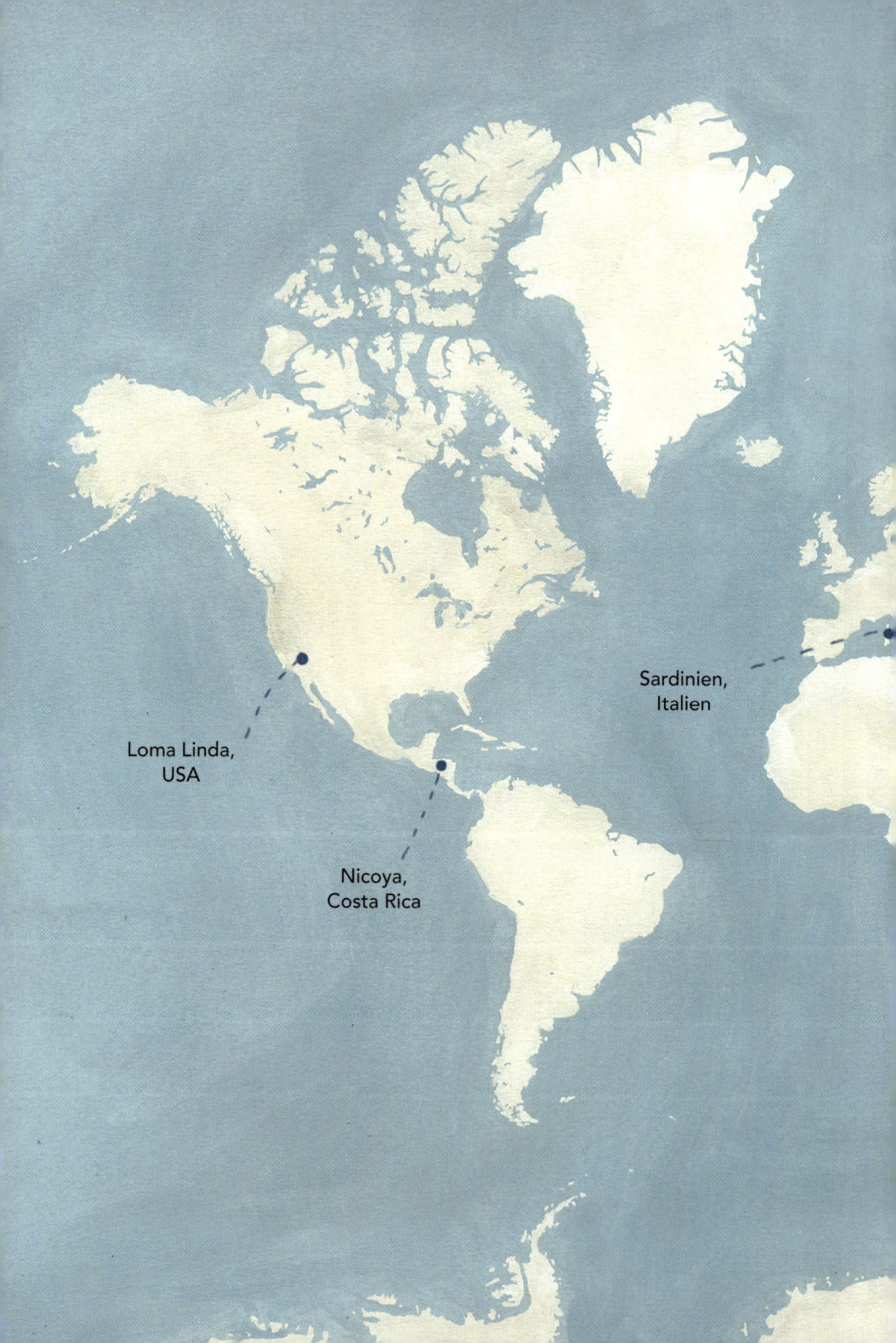

Loma Linda,
USA

Nicoya,
Costa Rica

Sardinien,
Italien

Blaue Zonen

Okinawa, Japan

Ikaria,
Griechenland

Gesunder Schlaf

Mit Spaziergängen an der Küste kann man sich nicht nur Bewegung verschaffen. Viele Menschen sind der Meinung, dass sie besser schlafen, wenn sie am Tag frische Seeluft geatmet haben. Guter Schlaf ist wichtig für Gesundheit und Wohlbefinden. Zu wenig oder schlechter Schlaf kann weitreichende Folgen haben:

- Größeres Risiko für Gewichtszunahme und Übergewicht bei Kindern und Erwachsenen gleichermaßen

- Schlechte Konzentration, Produktivität und Leistungsfähigkeit

- Geringere körperliche und sportliche Leistungsfähigkeit

- Erhöhtes Risiko für chronische Erkrankungen wie Herzkrankheiten und Schlaganfall

- Ungünstige Wirkung auf den Blutzuckerspiegel und erhöhtes Risiko für Diabetes Typ 2

- Psychische Probleme, vor allem Depressionen

- Schwächung des Immunsystems

- Anfälligkeit für entzündliche Prozesse, z. B. chronische entzündliche Darmerkrankungen

- Negative Wirkung auf Emotionen und soziale Interaktion[96]

Um mehr über den Zusammenhang zwischen Küstenspaziergängen und Schlafqualität herauszufinden, wurde in einer Studie verglichen, wie sich Menschen nach Spaziergängen am Meer beziehungsweise im Binnenland fühlten. Rund hundert Personen zwischen 21 und 82 Jahren legten dafür etwa 11 Kilometer zurück – auf einem Küstenpfad oder im Binnenland durch Hügel, Heidegebiete und Parks. Alle gaben an, sich anschließend ruhiger, zufriedener und aufmerksamer gefühlt zu haben. Sie schliefen besser und länger. Die Mitglieder der Küstengruppe schliefen jedoch deutlich länger als die Vergleichsgruppe: zusätzliche 47 Minuten pro Nacht.

Woran kann das liegen? Forscher nehmen an, dass Küstenspaziergänge häufiger Kindheitserinnerungen (z. B. Ferien am Meer) wecken als Spaziergänge im Binnenland.[97] Es wurde schon erwähnt, dass eine erholsame Umgebung das Gefühl vermittelt, »weit weg« zu sein. Dieser Abstand zum Alltag könnte der Grund dafür sein, dass Spaziergänge am Meer erholsamer sind und so Schlafqualität und -dauer erhöhen. Auch negativ geladene Ionen (siehe rechts) stehen im Ruf, den Schlaf zu verbessern. Sie wurden in der vorgenannten Studie allerdings nicht untersucht. Wahrscheinlicher ist, dass der beruhigende Anblick des Meers, das Atmen der »frischen Luft« und die Bewegung kombiniert zu besserem Schlaf verhelfen.

Was sind negativ geladene Ionen?

Negativ geladene Ionen entstehen auf natürliche Weise, wenn Luftmoleküle durch Sonnenlicht oder durch die Bewegung von Luft und Wasser aufgespalten werden. Darum ist ihre Konzentration an Stränden und Wasserfällen besonders hoch. Viele Menschen glauben, dass negativ geladene Ionen die Stimmung aufhellen, Stresssymptome lindern und den Schlaf fördern. Es gibt jedoch nahezu keine wissenschaftlichen Beweise dafür, dass die negativ geladenen Ionen in der freien Natur der Gesundheit nützen. Elektrische Geräte, die negativ geladene Ionen erzeugen, können jedoch die Luft in Räumen deutlich verbessern, weil sie feine Partikel, Mikroben und manche flüchtigen organischen Verbindungen aus der Luft filtern. Außerdem neutralisieren sie Gerüche.[98] Es gibt Hinweise darauf, dass eine sehr hohe Dichte negativ geladener Ionen sich positiv bei Verstimmungen auswirken kann.[99]

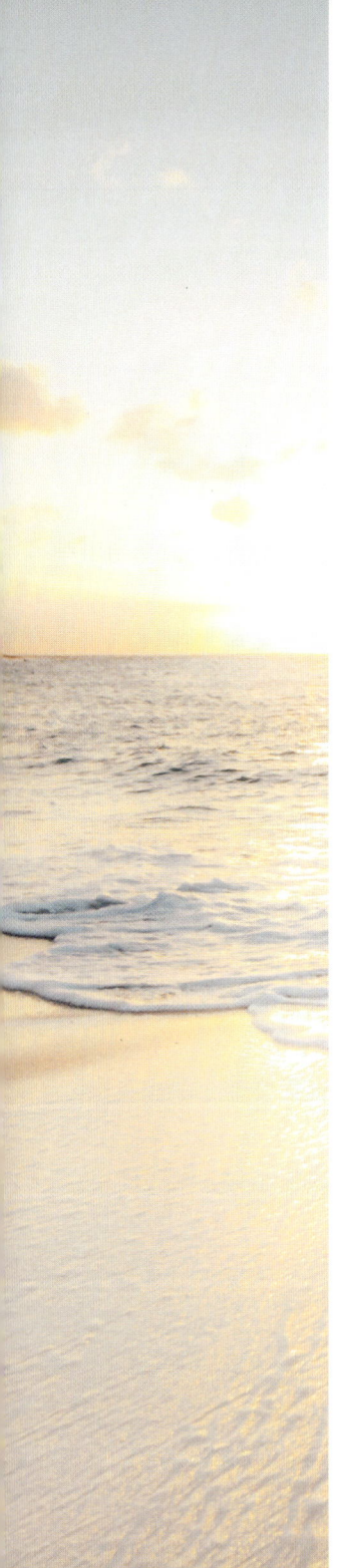

Vitamin D – das Sonnenvitamin

Am Meer sind wir dem Sonnenlicht direkt ausgesetzt, denn außer den Wolken gibt es keine Schattenspender. Das Sonnenlicht ist die Hauptquelle für UV-B-Strahlung, die für die körpereigene Produktion von Vitamin D notwendig ist. Das »Sonnenvitamin« erfüllt mehrere wichtige Aufgaben: Weil es den Kalzium- und Phosphathaushalt des Körpers reguliert, spielt es für die Gesundheit von Knochen, Zähnen und Muskeln eine wichtige Rolle.[100] Es wird außerdem für das Immunsystem, die Verdauungsorgane und das geistige Wohlbefinden benötigt und kann helfen, Krebs vorzubeugen.[101-103]

VITAMIN D UND DAS IMMUNSYSTEM

Das Immunsystem schützt den Körper vor Infektionen und wehrt Angriffe schädlicher Organismen ab. Ein gesundes Immunsystem kann zwischen körpereigenen und fremden Zellen unterscheiden und bekämpft nur die fremden. Ist dieser Mechanismus gestört, erkennt das Immunsystem körpereigene Zellen nicht und greift sie unter Umständen an, als wären es Schadorganismen. Eine solche Autoimmunreaktion kann verschiedene Krankheiten nach sich ziehen, zum Beispiel Diabetes Typ 1, Psoriasis, rheumatoide Arthritis und Lupus (SLE). Es besteht der Verdacht, dass Vitamin-D-Mangel das Risiko für Autoimmunreaktionen und Infektionen erhöht.[104]

Eine unzureichende Vitamin-D-Versorgung erhöht außerdem das Risiko des metabolischen Syndroms, einem Krankheitsbild, das durch Fettansatz im Bauchbereich, Bluthochdruck, erhöhte Cholesterinwerte und hohen Blutzuckerspiegel gekennzeichnet ist. Bleibt Letzterer unbehandelt, kann dies zu Diabetes Typ 2 führen. Jedes einzelne dieser Symptome kann die Blutgefäße schädigen. Alle zusammen erhöhen deutlich das Risiko für Herzinfarkt, Schlaganfall und andere ernsthafte Krankheiten.[105] Brasilianische Forscher haben Frauen nach der Menopause untersucht. Das metabolische Syndrom wurde bei fast zwei Dritteln der Frauen mit Vitamin-D-Mangel festgestellt, aber bei weniger als 40 Prozent der Frauen mit einem ausreichenden Vitamin-D-Spiegel.[106]

VITAMIN D, KREBS UND GESUNDE VERDAUUNG

Dass Vitamin-D-Mangel mit Prostata-, Brust- und Eierstockkrebs in Zusammenhang steht, ist wissenschaftlich gesichert.[107] Bekannt ist auch, dass Vitamin D hilft, Krebsarten des Verdauungssystems vorzubeugen.[108]

Vitamin D spielt außerdem eine Rolle für die Funktionalität des Verdauungstrakts. Viele Menschen, die von entkräftenden Erkrankungen der Verdauungsorgane betroffen sind, beispielsweise chronisch-entzündlichen Erkrankungen oder dem Reizdarmsyndrom, leiden an Vitamin-D-Mangel. Das Reizdarmsyndrom betrifft 17 Prozent der deutschen Bevölkerung, da aber nicht jeder Betroffene zum Arzt geht, ist die Dunkelziffer noch höher. Durch eine ausreichende Vitamin-D-Versorgung (z. B. Ergänzungspräparate) könnten die Beschwerden wahrscheinlich gelindert werden.[103]

Da nur wenige Lebensmittel nennenswerte Mengen Vitamin D enthalten, ist direkte Sonnenbestrahlung ohne Sonnenschutzmittel für etwa 15 Minuten täglich umso wichtiger. Gleichzeitig ist aber von übermäßigen Sonnenbädern abzuraten, weil dadurch das Hautkrebsrisiko ansteigt. Studien zufolge ist die Sonneneinstrahlung an der Küste oft intensiver, weil dort der Himmel häufiger wolkenlos ist – es erreicht einfach mehr Sonnenlicht die Erde, die vom Wasser und Strand reflektiert wird. In Nordeuropa ist das vor allem in den Wintermonaten wichtig, weil zu dieser Zeit die Vitamin-D-Produktion besonders gering ist.[47]

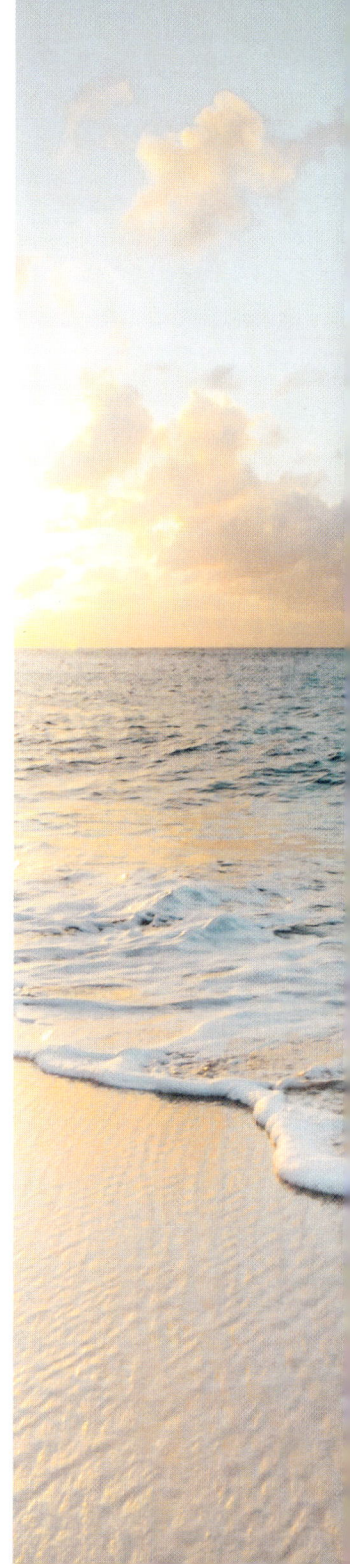

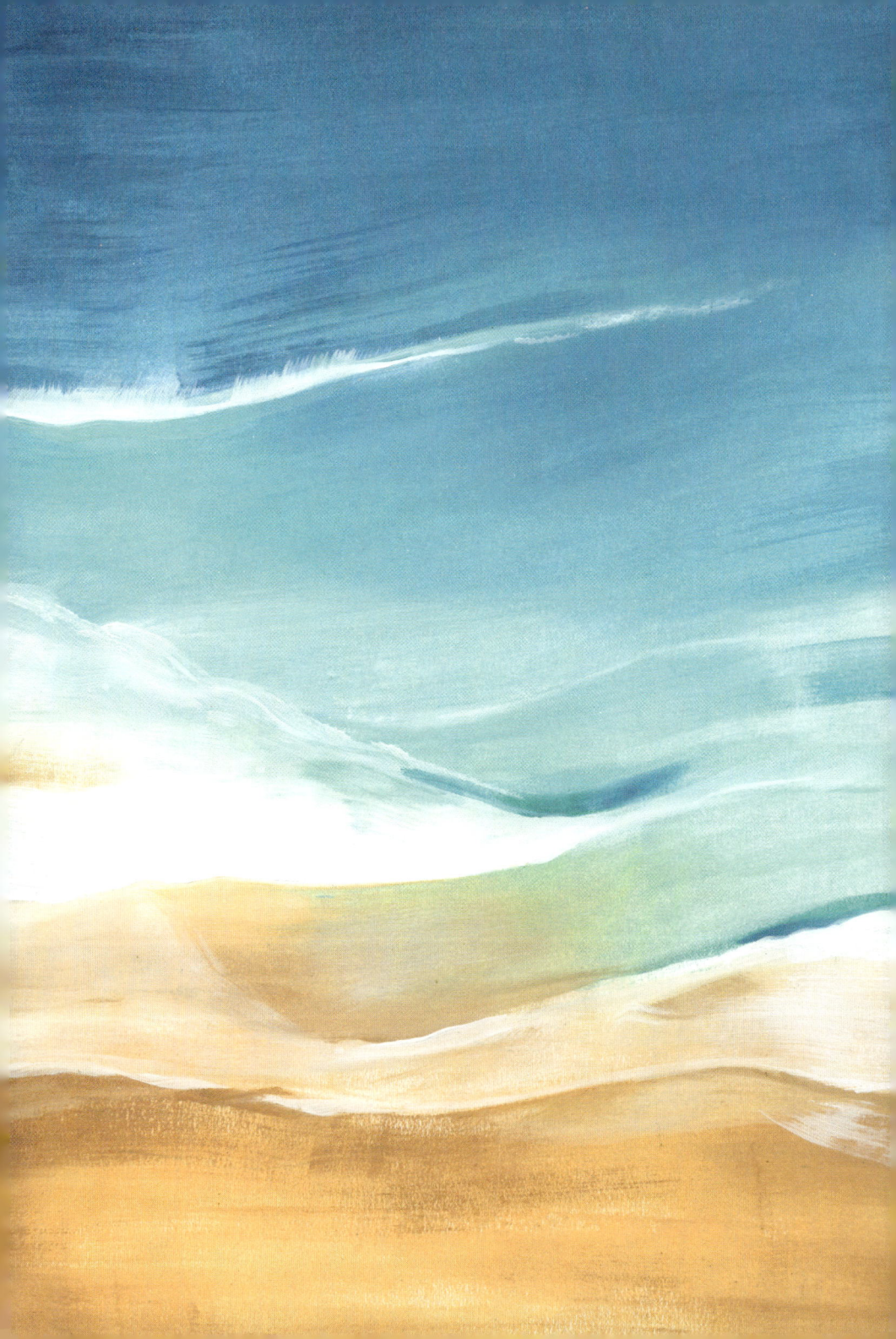

KAPITEL 3

Das Meer und die Seele

»Ich liebe das Meer wie meine Seele, denn das Meer ist meine Seele.«

— Heinrich Heine

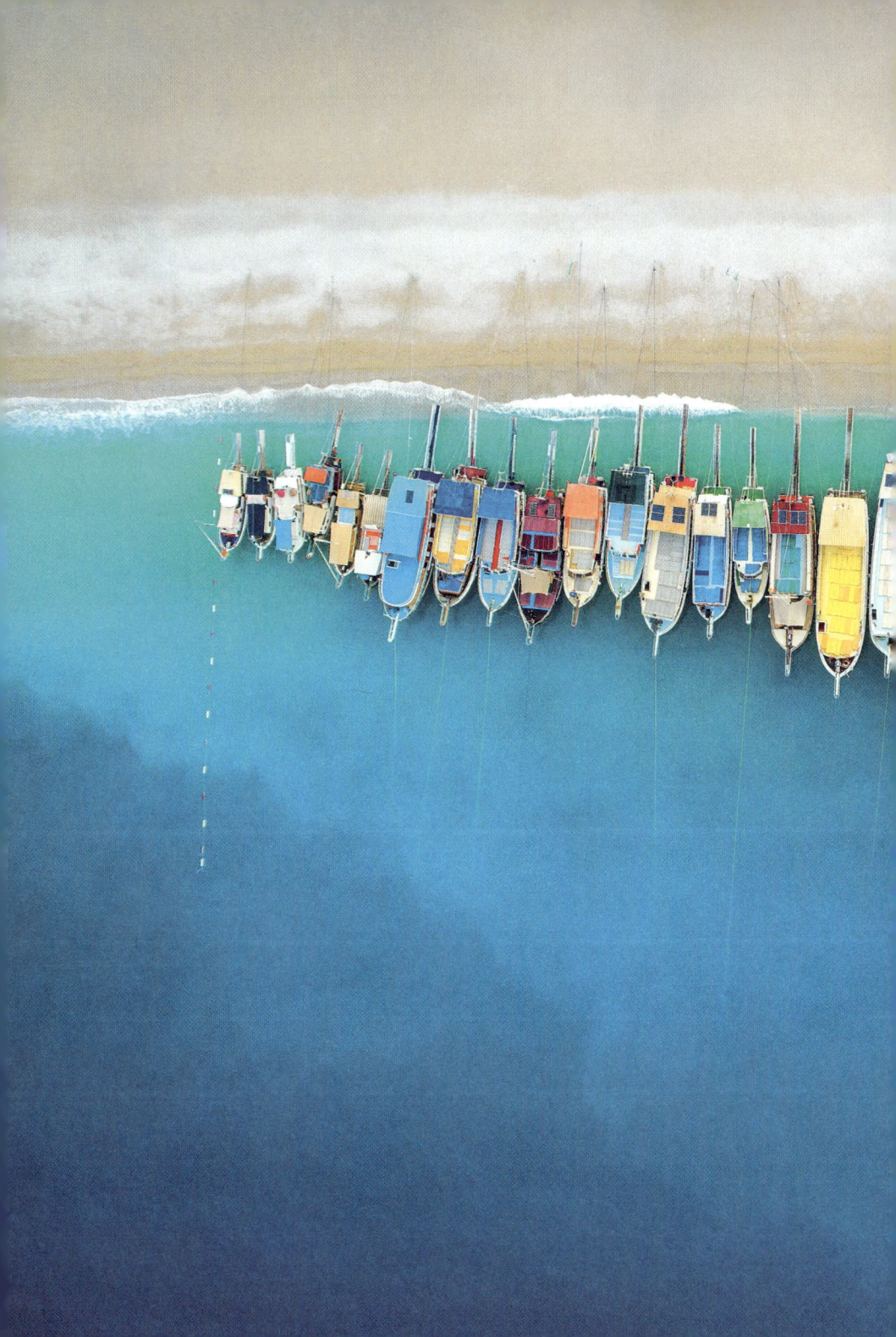

Seit Urzeiten haben die Menschen eine emotionale Beziehung zum Wasser. Es kann dem Leben Sinn und Bedeutung geben und hat oft auch mit einem Zugehörigkeits- oder Heimatgefühl zu tun.[109,110] In vielen Kulturen kommt Wasser in Ritualen und religiösen Zeremonien zum Einsatz, und es gibt eine Reihe von Quellen und Küstenorten, denen besondere Heilkräfte nachgesagt werden.[9]

Solche affektiven Beziehungen zum Wasser gibt es noch heute. Viele Menschen fahren am liebsten ans Meer, um ihre Freizeit dort zu verbringen und sich zu erholen.[111] Manche assoziieren bestimmte Küstenorte mit schönen Kindheitserinnerungen oder Beschäftigungen, denen sie gern nachgehen. Und sehr viele fühlen sich ruhiger und entspannter, wenn sie das Meer nur sehen. Körperliche und psychische Gesundheit gehen Hand in Hand. Wenn der Körper krank ist, können Geist und Seele in Mitleidenschaft gezogen werden. Ebenso kann eine schlechte geistige Verfassung sich negativ auf den Körper auswirken. Vielleicht kann das Meer den Körper nicht direkt heilen, aber es wirkt auf jeden Fall beruhigend und verjüngend auf den Geist, und das kommt der Gesamtbefindlichkeit zugute.[7]

Verschiedene Erklärungsversuche, warum wir uns in der Natur wohler fühlen als in der Stadt, wurden bereits vorgestellt (siehe Seite 31–36). Wahrscheinlich reagieren wir unbewusst positiv auf Lebewesen und Landschaftsmerkmale, die sich im Lauf der Evolution als wichtig für Überleben und Gedeihen erwiesen haben. Wasser ist ein wichtiges Merkmal erbaulicher Landschaften. Schon sein Anblick hebt die Stimmung und fördert die Erholung nach Stress und geistiger Erschöpfung.[112] Warum wirkt Wasser so stark auf Gefühle und Psyche? Und vor allem: Welche Beweise gibt es dafür, dass ein Aufenthalt am Meer oder zumindest sein Anblick besonders wertvoll für die seelische Gesundheit und das emotionale Wohlbefinden ist?

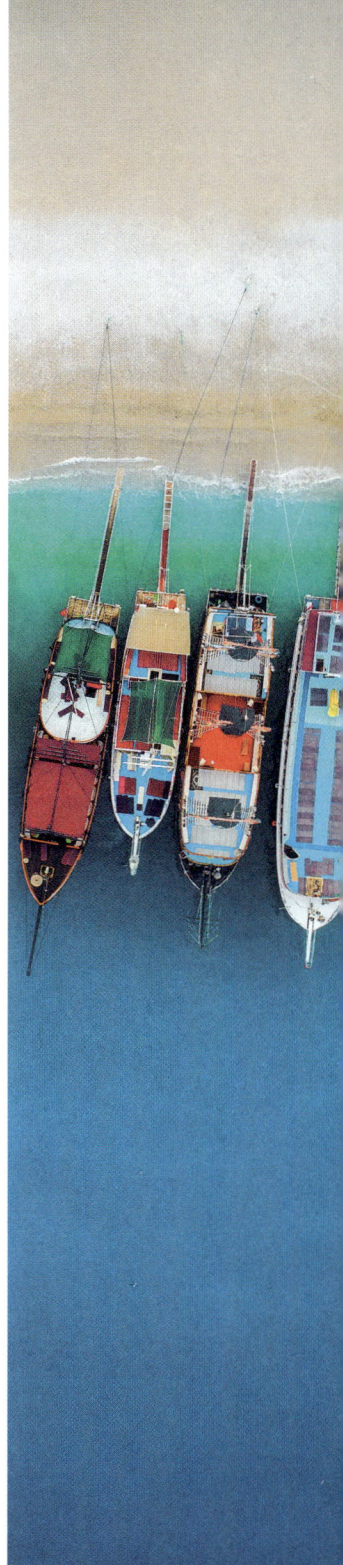

Wissenschaftliche Belege

Eine Vielzahl von Erkenntnissen aus verschiedenen Disziplinen sprechen dafür, dass der Aufenthalt am Meer oder sein Anblick gut für Gesundheit und Wohlbefinden sind.

ERKENNTNISSE AUS DER ÖKONOMIE

Interessante Erkenntnisse stammen aus dem Bereich der Wirtschaft, vor allem aus Untersuchungen zu Verbraucherverhalten und Konsumentenentscheidungen. Zeit und Geld zählen zu unseren wichtigsten Ressourcen. Es gibt international zahlreiche Belege, dass wir bereit sind, von beidem viel zu investieren, um am Meer zu sein – sei es im Urlaub oder um dort dauerhaft zu leben.

Um den Genuss voll auszuschöpfen, akzeptieren Menschen auch Extrakosten. Häuser und Wohnungen mit Meerblick sind normalerweise teurer als vergleichbare Immobilien ohne Meerblick.[7] Das gilt für Wohnimmobilien ebenso wie für Feriendomizile. Hotelzimmer mit Meerblick sind begehrt und kosten deutlich mehr als Zimmer, deren Fenster zum Land hin weisen.[46]

ERKENNTNISSE AUS DER PSYCHOLOGIE

Untersuchungen, wie sich Menschen in verschiedenen Umgebungen fühlen und wie »erholsam« sie diese empfinden, können entweder unter Laborbedingungen oder »im Feld« (d. h. in der realen Umgebung) durchgeführt werden. In Laborstudien können die Probanden mit verschiedenen Versuchsanordnungen konfrontiert werden, ohne sich zu bewegen. Ihnen werden beispielsweise Fotos vorgelegt, die sie anhand einer Skala bewerten sollen. Typische Fragestellungen sind, »wie angenehm« die Probanden die jeweiligen Motive finden oder »wie wohl« sie sich bei dem Anblick fühlen.

Der Nachteil solcher Studien besteht darin, dass nur ihre Reaktion auf den Anblick festgestellt werden kann, während in einer realen Umgebung zusätzlich Geräusche und Gerüche zum Tragen kommen. Die Untersuchung des Erlebens in der realen Umgebung ist bekanntermaßen der bessere Weg und führt zu valideren Ergebnissen, aber es ist sehr aufwendig, bei Besuchen an spezifischen Orten große Mengen von Daten zu sammeln. Darum sind die Kategorien und Bedingungen bei Feldstudien oft sehr weit gefasst (z. B. »Natur« versus »Stadt«). Unberücksichtigt bleibt dabei, welche konkreten Landschaftselemente (Wasser, Pflanzen, Tiere) den größten Nutzen zu Gesundheit und Wohlbefinden beitragen.[19,113]

Die MENE-Studie

Eine gute Alternative zu Studien unter Laborbedingungen liefert eine Langzeitstudie. Die MENE-Studie (Monitor of Engagement with the Natural Environment) etwa wurde 2009 ins Leben gerufen und untersucht, wie Menschen in England die Natur nutzen. Jährlich werden etwa 45 000 ausführliche Befragungen durchgeführt. 16 spezifische Umgebungstypen (z. B. Stadtpark, Sportplatz, Wald, Gebirge, Strand, Küste) werden drei Kategorien zugeordnet: Grünbereiche in der Stadt – Natur auf dem Land – Küste. Abgefragt wird, wie Menschen eine natürliche Umgebung erlebt haben, in der sie sich innerhalb der vergangenen sieben Tage aufgehalten haben. Sie werden gefragt, wie »erholsam« der Aufenthalt empfunden wurde, wie »ruhig und entspannt« und wie »erfrischt und belebt« sie sich danach gefühlt haben.

Bei Betrachtung der drei Hauptkategorien wurde ländliche Natur im Vergleich zu städtischen Grünbereichen als erholsamer empfunden, aber Aufenthalte an der Küste verzeichneten den höchsten Erholungswert. Beim Vergleich der 16 Typen war die Küste erholsamer als die offene, flache Landschaft, lag aber mit Wäldern und Hügellandschaften gleichauf.[112]

Studie mit Küstenbewohnern

Andere Studien führten zu ähnlichen Ergebnissen. In einer Untersuchung wurden verschiedenen Erlebnisse an der Küste betrachtet, die Menschen im Alltag

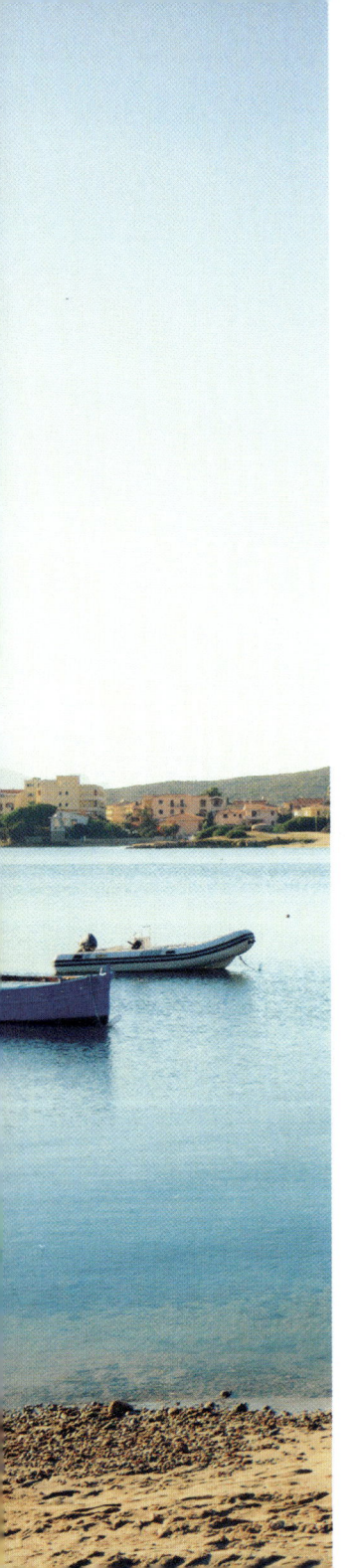

zu mehr persönlichem Wohlbefinden verhelfen. Eine Woche lang wurden die Aktivitäten von 33 Bewohnern zweier Kleinstädte an der englischen Küste dokumentiert. Es wurde ermittelt, wohin sie gingen, wie lange sie an dem Ort blieben und wie aktiv sie waren. Die Probanden erklärten, warum sie die aufgesuchten Ziele als wohltuend empfanden.[9] Aufgrund der Art, wie die Probanden sich über ihre Gefühle äußerten, kristallisierten sich vier Hauptkategorien heraus:

- **Symbolik** – Sie beschrieben das Meer als »reinigend« und »klärend«, konnten sich in der Beobachtung der Wellen verlieren, Emotionen wurden von den Wellen »weggespült«, die Personen fühlten sich ruhiger. Das Meer erinnerte sie daran, gelegentlich »innezuhalten«, sich nicht in Kleinigkeiten zu verzetteln, sondern das große Ganze im Blick zu behalten. Sie fühlten sich am Meer »geerdet« und vermissten es, wenn sie nicht zu Hause waren.

- **Erfolg** – An der Küste konnten sie durch verschiedene Aktivitäten ihr Bedürfnis nach Herausforderung befriedigen (Radfahren, Wandern, Paddeln, Surfen) und persönliche Ziele erreichen, die ihnen etwas bedeuteten. Im Gegensatz zum Fitnessstudio empfinden sie die Umgebung als angenehm, was auch einen kognitiven und emotionalen Wert hat. Sportarten wie Surfen und Segeln können bei schwierigen Wetterverhältnissen herausfordernd und unter Umständen körperlich unangenehm sein, aber auch mit intensiven Glücksmomenten einhergehen und zu großer Zufriedenheit mit der eigenen Leistung verhelfen.

- **Hingabe** – Einige Menschen angelten oder schauten einfach auf das Wasser. Solche Tätigkeiten, die für sich genommen wenig Konzentration fordern, halfen ihnen, die Umgebung mit allen Sinnen wahrzunehmen, und gaben den Personen Raum, um Gedanken zu bewerten und Perspektiven zu entwickeln.

Verschiedene Umweltbedingungen können beeinflussen, wie wir uns fühlen, und haben große Auswirkungen auf unser Erleben. Schönes Wetter und dazu Kräuselwellen können beruhigen. Stürmische Brandung, Wind und Regen können belebend wirken und uns deutlicher spüren lassen, dass wir »lebendig sind«. Den Wellen zuzuschauen wurde als besonders entspannend beschrieben. Ihr gleichförmiger Rhythmus kann geradezu hypnotisch wirken – das hilft, Stress abzubauen. Solche Bewegungen, die nicht bedrohlich sind und sich ständig wiederholen, können enorm faszinierend und sehr entspannend sein.

- **Zwischenmenschlichkeit** – Die Befragten trafen an der Küste Menschen, mit denen sie sich freundlich unterhalten oder gemeinsam einem Hobby nachgehen konnten, andere verbrachten dort freie Zeit mit der Familie. Am Strand können schöne Kindheitserinnerungen wachgerufen werden, und junge Familien können gemeinsam Momente erleben, die später wieder zu Erinnerungen werden. Der Strand scheint innerfamiliäre Beziehungen besonders zu stärken, weil hier die Bedürfnisse von Kindern und Erwachsenen gleichermaßen befriedigt werden.

Bewohner von Küste vs. Binnenland

In zwei britischen Studien wurde verglichen, wie Küstenbewohner und Menschen, die weiter im Landesinneren wohnen oder jedenfalls keinen Meerblick haben, sich über die eigene Gesundheit äußerten.

Die erste Studie basiert auf einer Volkszählung von 2001, in der die Befragten ihre Gesundheit in den letzten zwölf Monaten mit »gut«, »relativ gut« oder »nicht gut« bewerten sollten. Je näher die Menschen am Meer wohnten, desto häufiger kreuzten sie »gut« an. Interessanterweise schien der positive Gesundheitswert

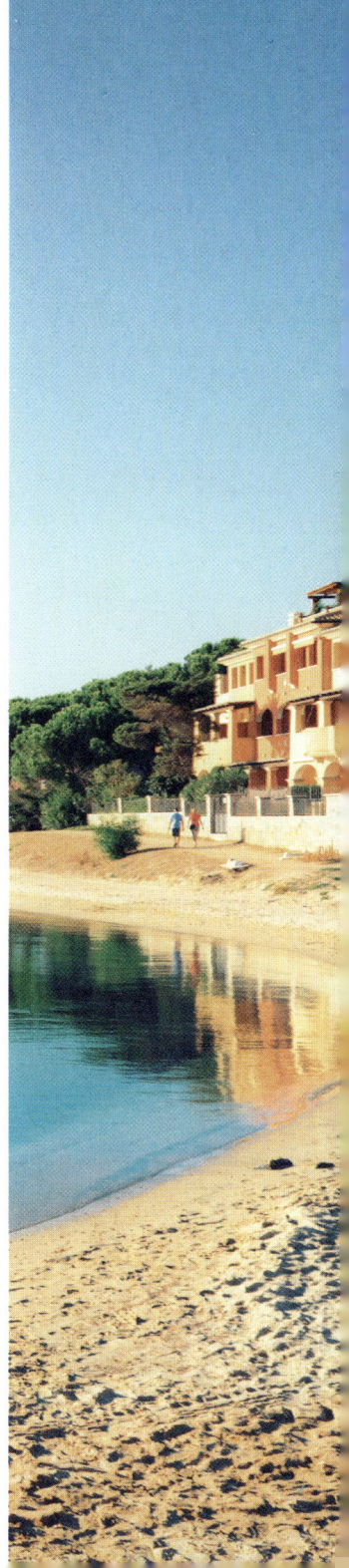

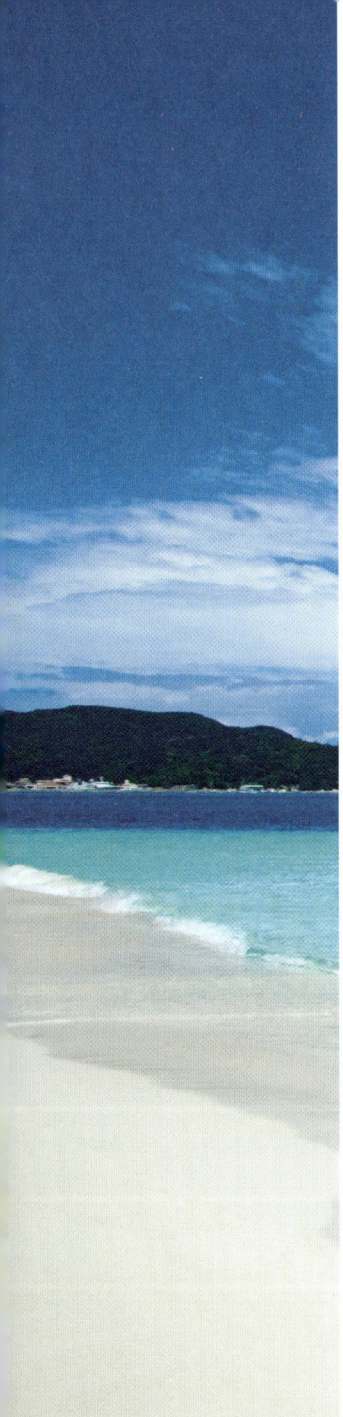

in sozio-ökonomisch benachteiligten Gruppen größer zu sein. Das legt nahe, dass das Leben an der Küste die negativen gesundheitlichen Auswirkungen von Armut und Benachteiligung lindern kann. Ähnliche Ergebnisse wurden auch für grüne Räume ermittelt.[114]

Die Studie gewährt zwar einen Einblick in die Beziehung zwischen Entfernung zur Küste und eigener Gesundheitswahrnehmung, sie ist aber nur eine Momentaufnahme, denn Daten aus einem Zensus sagen nichts über längerfristige Veränderungen der Gesundheit aus. Vielleicht waren sie gesund, weil sie es sich leisten konnten, an einen angenehmeren Wohnort zu ziehen, zum Beispiel an die Küste?

In einer anderen Studie sollten Menschen, die mehrmals umgezogen waren, ihre Gesundheit an den verschiedenen Wohnorten bewerten.[112] Viele erklärten, ihnen sei es körperlich und geistig am besten gegangen, als sie in der Nähe des Meeres wohnten. Dabei scheint es, als würde das Leben am Meer in höherem Maß negative Faktoren (z. B. Kummer) reduzieren als positive (z. B. Wohlgefühl) verstärken. Das scheint auch im Licht der bisher erwähnten Studien plausibel. Sie haben ergeben, dass der Aufenthalt am Meer Stress lindert, zu Bewegung anregt und soziale Interaktion fördert. All das wirkt sich positiv auf die Gesundheit aus.

Eine Studie aus Japan

Zu ähnlichen Ergebnissen kamen Forscher in Japan. In einer Studie wurden Personen aus zwei Wohngebieten befragt – eins mit Meerblick, eins ohne.[115] Auf einem Fragebogen sollten sie ankreuzen, in welchem Maß sie bestimmten Aussagen zustimmen:

- **Zeitgefühl** – zum Beispiel »Man kann vergessen, wie die Zeit vergeht.«

- **Ehrfurcht** – zum Beispiel »Man spürt die Großartigkeit und den Reichtum der Natur.«

- **Ruhe** – zum Beispiel »Man spürt die Ruhe.«

- **Sehnsucht** – zum Beispiel »Man spürt Sehnsucht und Hoffnung.«

- **Bedrohung** – zum Beispiel »Man kann sich unbehaglich fühlen.«

Die Forscher stellten fest, dass die Menschen mit Meerblick bei den ersten vier Stichworten deutlich zustimmender antworteten als die Personen ohne Meerblick, nur beim Stichwort Bedrohung verhielt es sich anders. Die Küstenumgebung hatte auf Frauen eine stärkere positive Wirkung als auf Männer. Das liegt vielleicht daran, dass in Japan noch viele Frauen von Beruf Hausfrau sind, darum aus dem Fenster öfter aufs Meer schauen können und weniger beruflichem Stress ausgesetzt sind.

Befragte aller Altersgruppen vermuteten, dass das Wohnen am Meer einen höheren psychologischen Wert habe als das Wohnen im Binnenland. Ältere Bewohner empfanden diesen Wert als besonders hoch, vielleicht weil sie sich häufiger zu Hause aufhalten und in den Genuss der positiven Wirkung kommen. Die Forscher folgerten, dass das Wohnen an der Küste positive Emotionen wie ein Gefühl von Ruhe und Frieden auslösen und so das allgemeine Wohlbefinden stärken kann.

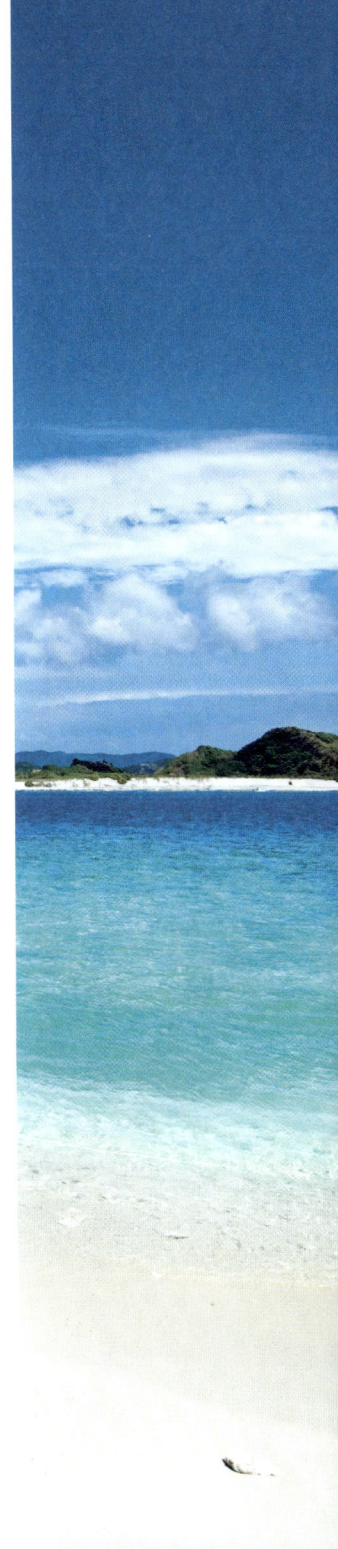

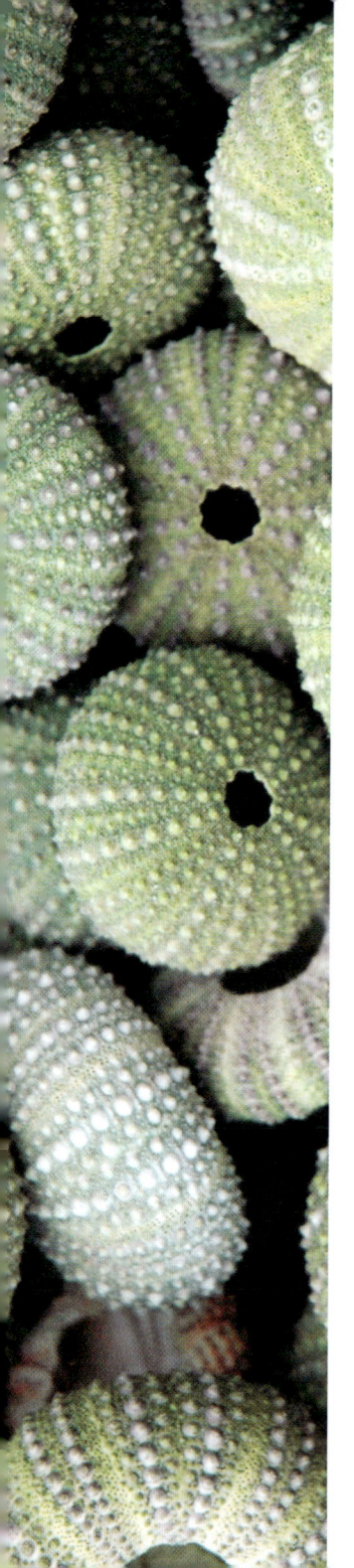

Wasser und seine Eigenschaften

Ein Aufenthalt im oder am Meer ist ein Erlebnis, das alle fünf Sinne anspricht. Der Anblick des blauen Meers, das Geräusch der Brandung, der Geruch des Ozeans, der Salzgeschmack auf den Lippen und das Gefühl von warmem Sand zwischen den Zehen oder von kühlem Wasser auf der Haut sind unmittelbare Sinneswahrnehmungen und verbessern die Selbstwahrnehmung sowie das Wohlbefinden. Möglicherweise tragen auch einige Eigenschaften des Wassers selbst dazu bei.

DER ANBLICK DES MEERS

Farben spielen für unsere optische Wahrnehmung eine wichtige Rolle. Sie beeinflussen, welches Auto wir kaufen oder welche Kleidung wir anziehen.[116] Wasser wird normalerweise mit der Farbe Blau assoziiert, und wir betrachten das Blau des Ozeans gern – vom hellen Aquamarin flachen Wassers bis zum dunklen Saphir-Blau der Tiefe. Viele Menschen benennen Blau als ihre Lieblingsfarbe. Eine Studie in zehn Ländern auf vier Kontinenten ergab, dass Blau tatsächlich die beliebteste Farbe ist, selbst in China, wo bestimmte Farben – etwa Rot, Gelb und Grün – als »Glücksbringer« gelten.

Psychologen und Marketingexperten haben herausgefunden, dass Blau mit Phänomenen wie Glaubwürdigkeit, Offenheit, Vertrauen, Tiefe und Weisheit assoziiert wird.[117] Weil es auch für Gefühle wie Ruhe und Gelassenheit steht, wählen manche Menschen Blau als Wandfarbe, um eine entsprechende Umgebung zu schaffen.[118] Zwar wird Blau auch mit Kälte und dem »Blues« (Niedergeschlagenheit) assoziiert, aber insgesamt spricht es Menschen beiderlei Geschlechts und jedes Alters an und wird von vielen als Lieblingsfarbe bezeichnet.[119]

Vielleicht hat es also auch mit unserer Vorliebe zur Farbe Blau zu tun, dass uns Bilder der Küste und anderer Gewässer so gut gefallen. Um mehr über den Einfluss von Lieblingsfarben auf die Vorliebe für bestimmte Landschaften herauszufinden, haben britische Forscher die Reaktionen von Menschen auf Schwarz-Weiß-Fotos von drei verschiedenen Umgebungstypen (Stadt, grüne Landschaft und Wasser) verglichen. Sie stellten fest, dass die Befragten trotzdem Wassermotive den Fotos von Land und Stadt vorzogen, selbst wenn sie nicht in Farbe zu sehen waren und der Einfluss der Farbe Blau ausgeschlossen werden konnte. Das lässt vermuten, dass die Vorliebe für Blau eher mit unserer Evolutionsgeschichte als mit modernen persönlichen Vorlieben zu tun hat. Vielleicht spricht Blau uns an, weil die Farbe für eine potenzielle Wasser- und Nahrungsquelle steht, also letztlich für das Leben.[120]

Wenn eine bewegte Wasseroberfläche Licht reflektiert, entstehen Muster, die wir oft als faszinierend empfinden. Besonders interessant ist ein bestimmter Mustertyp: die Fraktale. Sie könnten den psychologischen und physiologischen Nutzen erklären, den die Betrachtung der Natur verursacht.[121] Der Begriff »Fraktal« wurde erstmals 1975 von dem Mathematiker Benoît Mandelbrot verwendet[122] und bezeichnet natürliche oder künstliche Gebilde oder geometrische Muster. Neben den exakten, symmetrischen konstruierten Mustern kommen Fraktale auch häufig in der Natur vor.[121] Hier spricht man von »statistischer Selbstähnlichkeit«. Ein Beispiel ist ein Baum, dessen Stamm sich in immer kleinere Äste verzweigt.

Bei Farnwedeln, Schneckenhäusern, Flussdeltas oder Romanesco-Kohl fesselt der fraktale Aufbau unsere Aufmerksamkeit, und auch am Meer findet man solche Muster, beispielsweise in Wellen, Wolken oder der Küstenformation. In Studien wurde die Reaktion von Menschen auf die beiden Musterypen untersucht. Es zeigte sich, dass die Muster der Natur »Alpha-Reaktionen« im Gehirn auslösen und dadurch zu einem aufmerksamen, aber entspannten Zustand beitragen.[121]

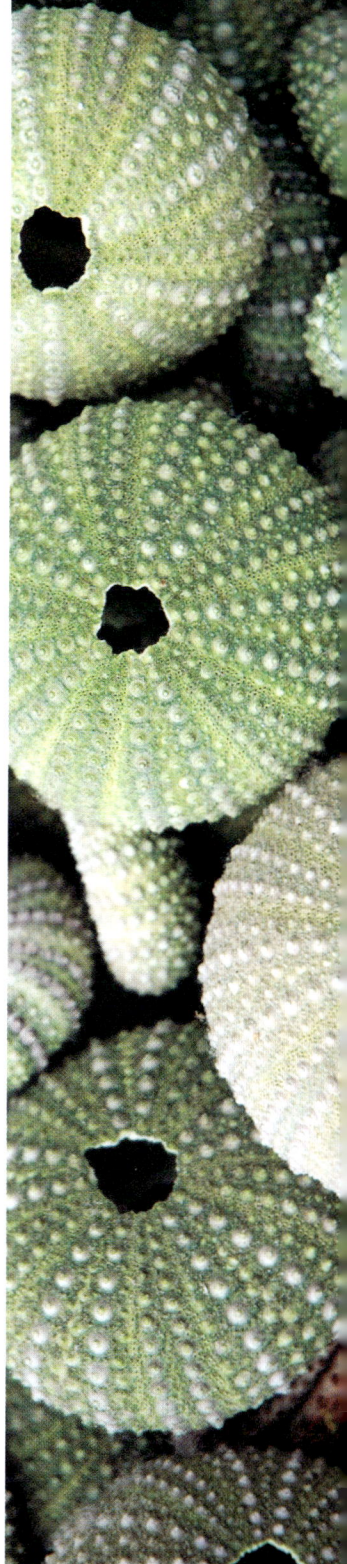

DER KLANG DES MEERS

Auch der Klang von Wasser wird als sehr erholsam und entspannend wahrgenommen.[123] Für CDs und Apps zur Entspannung werden bewusst Geräusche wie Brandungsrauschen genutzt, weil man davon ausgeht, dass sie den Stressabbau unterstützen.

Studien haben gezeigt, dass es für Menschen mit eingeschränktem Sehvermögen besonders hilfreich sein könnte, das Meer zu hören, zu riechen und das Wasser zu spüren. Selbst wenn sie die Farben und Oberflächenmuster des Wassers nicht sehen können, kommen sie auf diese Weise dennoch in den Genuss seiner entspannenden und belebenden Wirkung.

GEFÜHL, GERUCH UND GESCHMACK DES MEERES

Das Rauschen der Wellen, der Geruch von Seetang und der Sand unter den Füßen sprechen verschiedene Sinne an.[70] Aber wir können auch im engeren Sinne ins Meer »eintauchen«. Ein Bad im Meer ist eine Art, die Natur zu erleben, wie es an Land kaum möglich ist.[124] Studien mit einer Floating-Anlage (35 °C warmes Schwebebad mit Salzzugabe) haben gezeigt, dass das »Schweben« im Wasser bei zahlreichen psychologischen und physiologischen Problemen Erleichterung bringt, beispielsweise bei Stress, Nervosität, Depressionen und Schmerzen, und dass es zu mehr Optimismus und besserem Schlaf verhelfen kann (siehe Seite 136).[125]

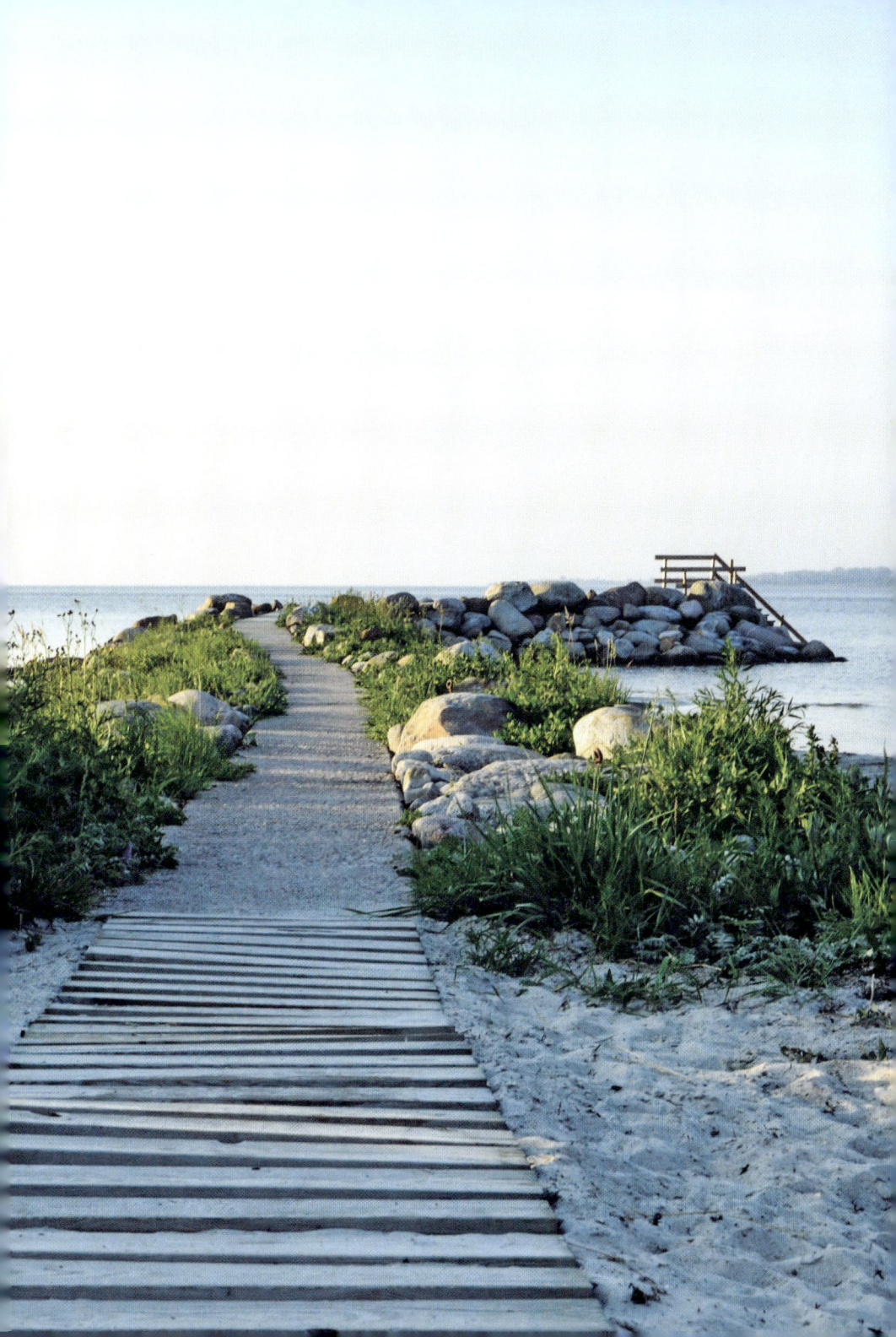

Meereslebewesen

Die meisten Menschen haben nicht nur an Anblick, Geruch und Klang des Meers Freude, sondern auch an den dort typischen Pflanzen und Tieren. Sie hoffen, Delfine, Seehunde, Wale, Haie oder Seevögel zu Gesicht zu bekommen. Leichter zu entdecken sind Pflanzen, die an steinigen Küsten, Steilufern oder Stränden wachsen. Auch die Zeit, die man mit der Familie beim »Erforschen« des Lebens in Gezeitentümpeln oder beim Muschelsammeln verbringt, ist ein ganz besonderes Erlebnis.

Zweifellos kann es den Tag bereichern, wenn man ungewöhnliche Küstenpflanzen und Tiere zu sehen bekommt. Forschungsergebnisse aus der realen Umgebung gibt es jedoch kaum. In den meisten Studien wurden den Teilnehmern lediglich Fotos vorgelegt. Doch selbst diese Studien deuten darauf hin, dass der Anblick von Pflanzen und Tieren der Küste sich vorteilhaft auf das Befinden auswirken kann.

In einer Studie wurden den Befragten Fotos und Videos der Flora und Fauna an Englands Küsten gezeigt, um herauszufinden, was verschiedene Spezies und Mengen von Arten auslösten. Es zeigte sich, dass Motive mit einer großen Zahl von Pflanzen und Tieren ein stärkeres Gefühl von »Erholung« vermittelten als Szenen mit weniger Leben. Sogar das natürliche Verhalten von Tieren kann Auswirkungen haben. Die Stimmung der Probanden verbesserte sich stärker, wenn sie interessante Aktivitäten beobachten konnten, etwa Tölpel, die nach Nahrung tauchen, oder Seehunde beim »Spielen« in der Brandung. Weniger interessante Verhaltensweisen wie nistende Vögel oder schlafende Seehunde hatten geringeren Einfluss auf die Stimmung.[126]

STUDIEN IN AQUARIEN

Zu ähnlichen Ergebnissen kamen Forschungen in öffentlichen Aquarien und Meereszoos. In einer Studie wurden Verhalten, psychologische und physiologische Reaktionen auf drei Situationen untersucht. In der ersten (von drei) Phase enthielt das Forschungsbecken nur Wasser und künstliche Algen. In der zweiten Phase wurde eine eher geringe Anzahl von Fischen und Krustentieren eingesetzt, und in der dritten Phase schließlich war das Becken voll besetzt.[127]

Erwartungsgemäß verbrachten die Besucher mehr Zeit vor dem voll besetzten Becken, weil es interessanter ist, eine große Zahl von Meeresbewohnern inmitten von Pflanzen zu beobachten. Weil die Beobachtung keinerlei Anstrengung kostet, fällt es den Besuchern leicht, ihre alltäglichen Sorgen und Verpflichtungen für eine Weile zu vergessen. Daraus leitet sich der Erholungswert ab.

Im zweiten Teil der Studie berichteten die Teilnehmer von ihren Erfahrungen.

• Alle drei Besatzphasen wurden positiv beurteilt. Die Teilnehmer fanden es interessant, die Ausstellung zu betrachten, und fühlten sich anschließend ausgeglichener.

• Aus den Antworten auf fünf Fragen ergab sich, dass das teilweise und ganz besetzte Becken weitaus positiver empfunden wurde als das unbesetzte Becken.

• Das voll besetzte Becken wurde deutlich positiver bewertet als das teilweise besetzte.

• Die Besatzdichte wirkte sich auch auf die Stimmung aus. Je länger die Teilnehmer die Meerestiere beobachteten, desto ruhiger und positiver gestimmt waren sie.

• Interessanterweise fühlten sie sich vor dem voll besetzten Becken aber weniger »ruhig«, vielleicht weil das Beobachten der zahlreichen Tiere so interessant war und als aktiv empfunden wurde.

• In allen drei Besatzstadien konnte bei den Probanden ein Rückgang der Pulsfrequenz gemessen werden. Er war jedoch deutlich höher, wenn sich Lebewesen im Wasser befanden, die Entspannung war also stärker.

Haben wir Vorlieben?

In der oben genannten Studie wurden die Reaktionen der Teilnehmer auf eine unterschiedliche Anzahl von Pflanzen und Lebewesen in einem einzigen Becken untersucht. Allerdings findet man in Aquarien meist mehrere unterschiedlich große Becken, die verschiedene tropische und gemäßigte Lebensräume nachbilden.

In manchen Becken lebt nur ein einziges interessantes Exemplar (z. B. ein Pazifischer Riesenkrake, *Enteroctopus dofleini*), in anderen eine gemischte Gemeinschaft verschiedener Fischarten aus einem

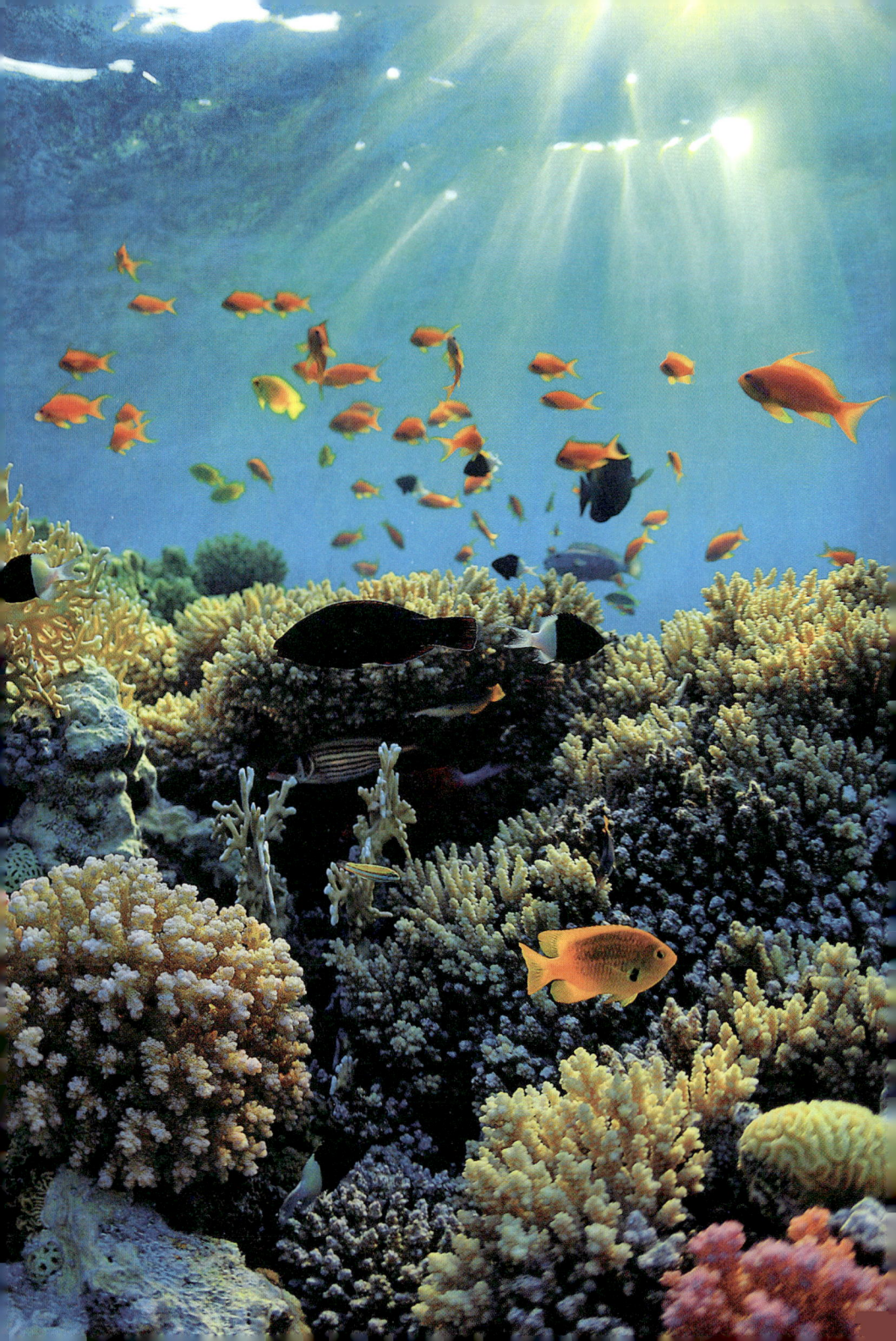

spezifischen Lebensraum oder eine große Anzahl von Fischen derselben Art (z. B. ein Schwarm Nördliche Sardellen, *Engraulis mordax*).
Hinzu kommt, dass manche Becken im Allgemeinen als sympathisch
empfundene Arten wie Seepferdchen[128] enthalten, andere aber weniger
ansprechende Tiere wie Krebse.[129,130]

Aus nicht-repräsentativen Beobachtungen in öffentlichen Aquarien
lässt sich folgern, dass viele Besucher Vorlieben für bestimmte Tiere
haben und auf verschiedene Exponate jeweils anders reagieren.

Darum wurde in einer Studie der Einfluss verschiedener Exponate
auf Gesundheit und Wohlbefinden der Testpersonen untersucht. Verwendet wurden 40 Fotos aus öffentlichen Aquarien, grob gegliedert
nach Klimazonen (z. B. gemäßigt oder tropisch) und mit unterschied-
licher Besatzdichte.[131] Die Befragten sollten auf einer Viererskala unter
anderem angeben, »wie angenehm« sie jedes Bild fanden, »welche
Gefühle« es auslöste und wie »erholsam« es auf sie wirkte.

- Becken mit farbenfrohen tropischen Arten wurden positiver beur-
teilt als Exponate mit optisch unauffälligeren Arten in gedeckten
Farben. Das könnte andere Studien bestätigen, in denen eine große
Zahl von Pflanzen mit bunten Blüten bevorzugt wurde.[132]

- Becken mit vielen Tieren und vielen unterschiedlichen Arten sowie
mit »charmanten« Tieren wurden positiver beurteilt als Becken mit
weniger Arten oder »weniger interessanten« Tieren.

- Auch Bilder mit Fischschulen erhielten relativ hohe (gute) Bewer-
tungen. Ein Schwarm besteht in der Regel aus Fischen gleicher Art
und gleichen Alters, eine Schule bildet sich meist bei Gefahr aus
verschiedenen Arten, ist also bunter gemischt. Echte Schwarmfische,
z. B. Heringe oder Sardinen, schwimmen im gleichen Tempo und in
derselben Richtung mit gleichmäßigem Abstand zueinander, sodass
die große Gruppe sich wie ein einziger Organismus zu bewegen
scheint. Diese koordinierte Bewegung bietet ihnen Schutz gegen
Räuber. Auf den Menschen hat sie, wie andere sich stets wieder-
holende, koordinierte Bewegungen, eine geradezu hypnotische
Wirkung (siehe Seite 68–69).

Diese Studien legen nahe, dass nicht alle Tiere in gleichem Maße
auf unsere Emotionen wirken. Wir bevorzugen manche, und einige
können besonders starken Einfluss auf unsere Gefühle haben. Unsere
Beziehung zu Tieren ist intensiver als zu Felsen, Bäumen oder kleine-
ren Pflanzen, weil uns einige Lebens- und Überlebensstrategien von

Tieren vertraut sind. Tiere und Menschen sind mit sich verändernden Wetterbedingungen konfrontiert, müssen ständig auf der Hut vor Gefahren sein (Raubtiere, Straßenverkehr), müssen Nahrung für sich und ihre Nachkommen beschaffen und können den Verlust eines Familien- oder Gemeinschaftsmitglieds betrauern.[133]

FELDSTUDIEN

Eine Studie hat die Emotionen von Menschen nach Ausflügen an die Küste ausgewertet. Die Teilnehmer beobachteten bei der Exkursion Wale und Vögel und wurden anschließend dazu befragt. Viele hatten Schwierigkeiten, ihre Erlebnisse und Emotionen angemessen in Worte zu fassen. Ein Teilnehmer der Walbeobachtung sagte: »... man kann die Wale nicht mit Worten beschreiben. Sie lösen ein starkes Gefühl aus, einen Schwall von Wohlbefinden, eine Art Rausch.«[133]

- Die Exkursionen hoben die Stimmung, gaben Raum zur Kontemplation und Zeit, um einfach »dazustehen, zu schauen, zu staunen«.

- Sie lösten Gefühle wie tief empfundene Freude und Glück aus.

- Die Teilnehmer empfanden Erstaunen und Ehrfurcht angesichts der Schönheit der Natur.

- Sie erlebten eine Wachheit der Sinne, ein verändertes Zeitgefühl – einen »Flow«.

Der Flow

Viele Menschen haben irgendwann in ihrem Leben einmal einen »Flow« erlebt. Dabei handelt es sich um eine »Optimalerfahrung« – ein Erlebnis, das mit Begeisterung und tief empfundener Freude einhergeht. Solche Erlebnisse sind Höhepunkte im Leben, an die wir uns später noch lange erinnern. Wir erreichen den Flow nicht, wenn wir passiv oder ganz entspannt sind, sondern wenn wir Körper oder Geist freiwillig an seine Grenzen bringen oder etwas erreichen, das uns zwar schwierig, aber lohnend erscheint. Wir sind so sehr mit der Aktivität beschäftigt, dass wir alles andere vergessen – oft auch die Zeit. Wir sind dann »ganz bei uns«.[134]

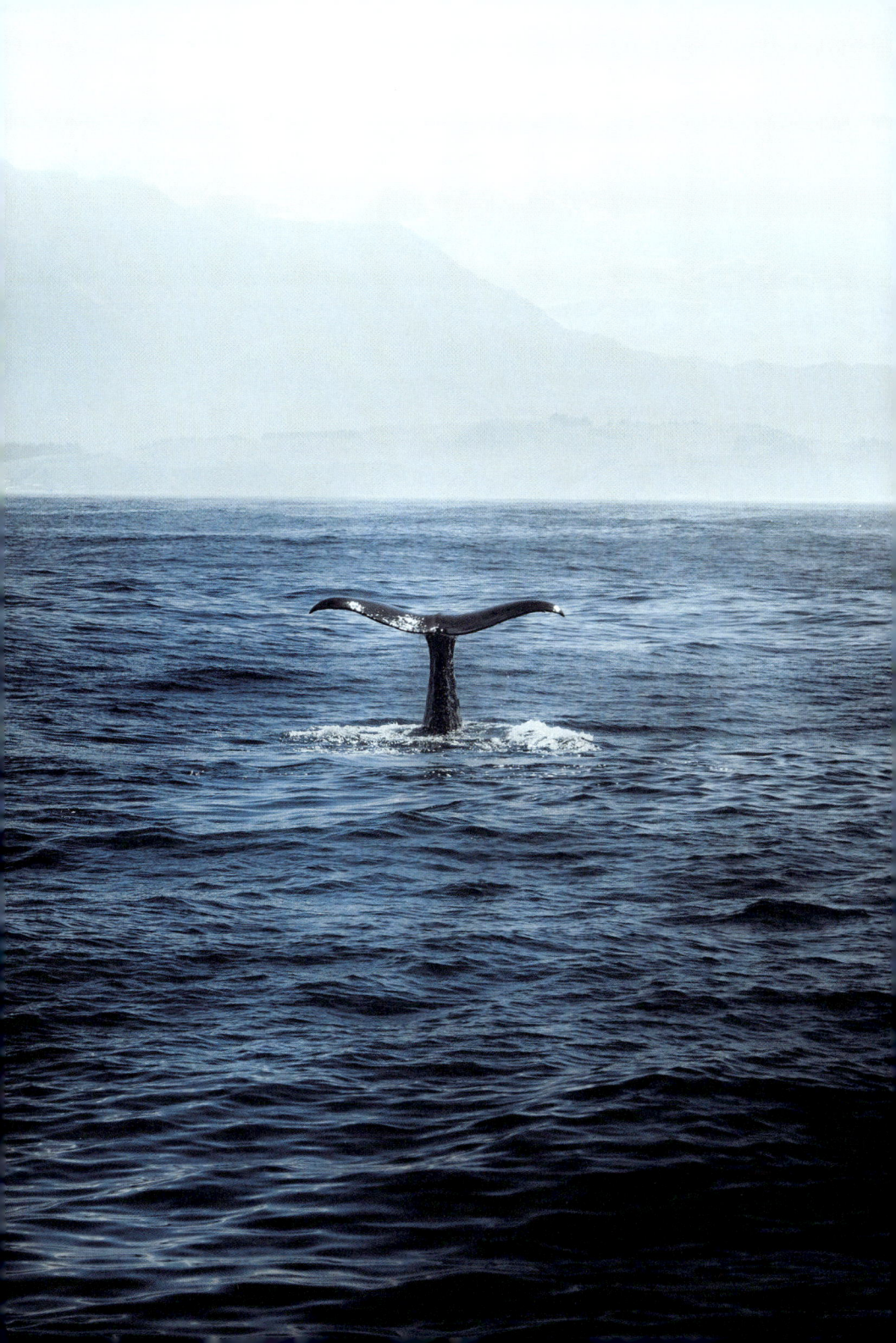

TIERE IN DER THERAPIE

Wale und Delfine sind ungemein »charismatisch«. Sie besitzen verschiedene Merkmale, die wir ansprechend finden. Darum möchten viele Menschen sie einmal aus nächster Nähe erleben. Wir nehmen Delfine als intelligent, schön, ruhig und verspielt wahr,[130] darum werden sie für die Therapie von Krankheiten und Entwicklungsstörungen eingesetzt.

In der Delfintherapie schwimmen und interagieren die Patienten mit in Gefangenschaft lebenden Delfinen.[135] Es gibt weltweit zahlreiche Einrichtungen – in den USA, Japan, China, Russland, Mexiko und anderen Ländern –, die diese Möglichkeit anbieten. Befürworter der Delfintherapie meinen, dass sie Menschen mit klinischen Krankheiten und Störungen (z. B. Autismus, Epilepsie, Multiple Sklerose, Depressionen und Krebs) helfen kann, indem es durch Stimulation Gedächtnis und motorische Fähigkeiten verbessert, die Heilung beschleunigt und das Wohlbefinden steigert. Stichhaltige wissenschaftliche Beweise für die Wirksamkeit der Delfintherapie gibt es noch nicht, und manche Zweifler meinen, dass der Nutzen allein in dem Vergnügen liegt, mit diesen wunderbaren Tieren zu schwimmen.[135]

Delfine gehören zu den wenigen Meerestieren, die in der Tiertherapie eingesetzt werden, ansonsten werden Landtiere wie Hunde oder Pferde verwendet.[136] In einer neueren Fallstudie wurde jedoch untersucht, ob die Interaktion mit in Gefangenschaft lebenden Seehunden einem ehemaligen Soldaten mit Posttraumatischer Belastungsstörung helfen könne. Der Patient durchlief das Therapieprogramm (Project Seal to Heal), und es konnte ein klinisch signifikanter Rückgang seiner Symptome verzeichnet werden.[137]

Wie schon erwähnt, kann auch nur der Anblick von Tieren in einem öffentlichen Aquarium sich bereits positiv auf Gesundheit und Wohlbefinden auswirken (siehe Seite 76–77)[127], und ist insofern eine Form der Tiertherapie. Bereits ein Heimaquarium kann schon gesundheitsfördernd sein. Eine Befragung unter 100 Aquarienbesitzern ergab:

- 94 Prozent der Befragten empfanden das Aquarium als wohltuend.

- Etwa 70 Prozent gaben an, sie fänden das Beobachten der Fische beruhigend und entspannend, und es würde ihnen helfen, Stress und Nervosität abzubauen.

- Eine kleine Zahl männlicher Teilnehmer erwähnte, das Aquarium sei ihnen von ihrem Arzt gegen Bluthochdruck empfohlen worden.[138]

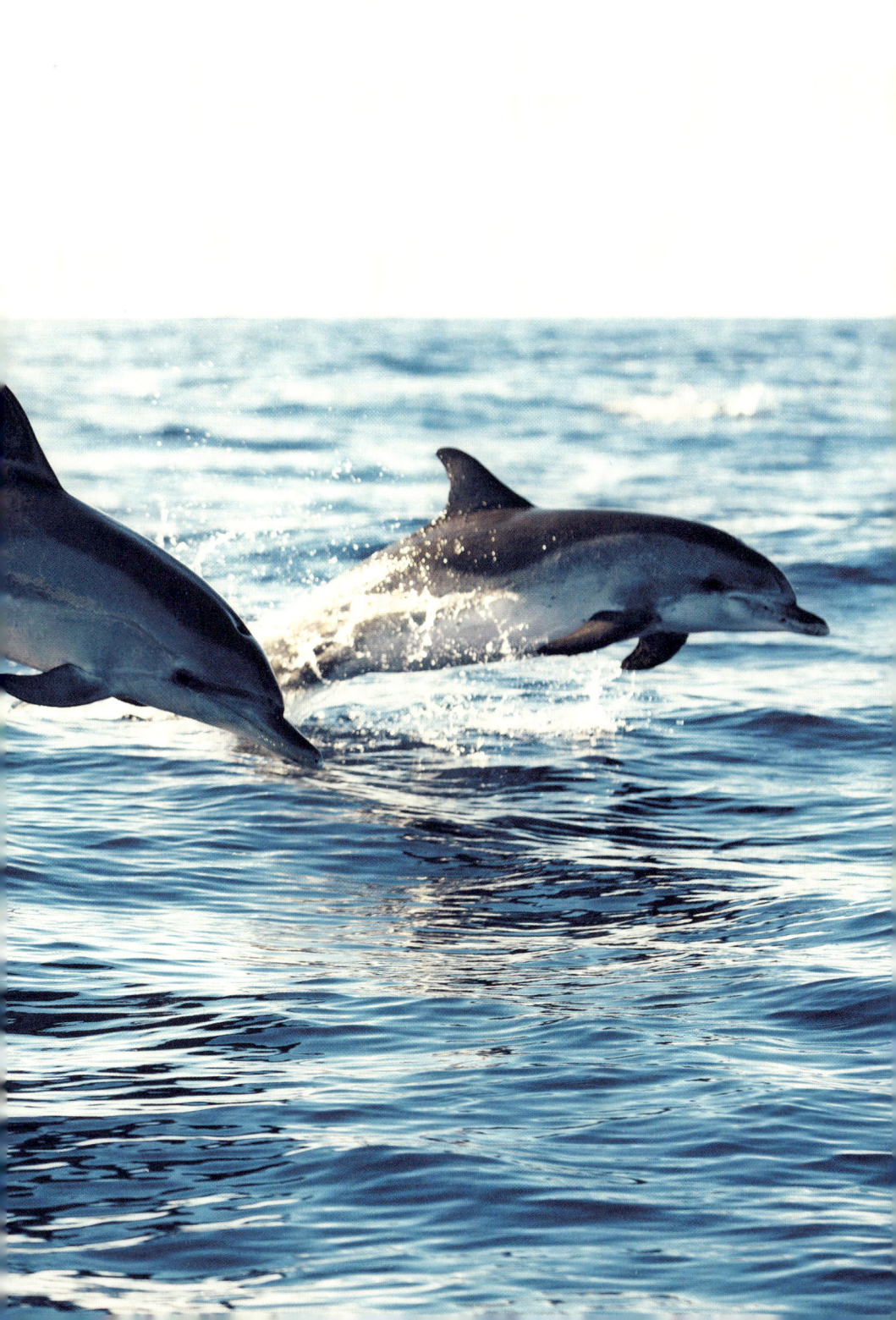

Zeit für die Familie

In einer Studie wurde untersucht, wie Familien die gemeinsame Zeit am Strand verbringen. Die Forscher fanden heraus, dass sämtliche Beteiligten psychologischen Nutzen daraus zogen, nämlich Spaß, Freude und Genuss erlebten. Kinder wie Erwachsene empfinden den Strand als entspannend und erholsam. Das Rauschen der Wellen und die Schönheit der Szenerie half allen dabei, ruhiger zu werden und Stress abzubauen.[6]

Es zeigte sich, dass diese Zeit auch die soziale Interaktion förderte. Die Kinder hatten den Eindruck, dass sich die Eltern hier mehr oder intensiver mit ihnen beschäftigten als in anderer Umgebung. Kinder können am Strand viel von den Eltern lernen, beispielsweise schwimmen oder surfen, aber auch Respekt vor der Natur, etwa dass aufgehobene Steine wieder an ihren Platz gelegt werden oder dass Lebewesen in Gezeitentümpeln nicht erschreckt oder gejagt werden.

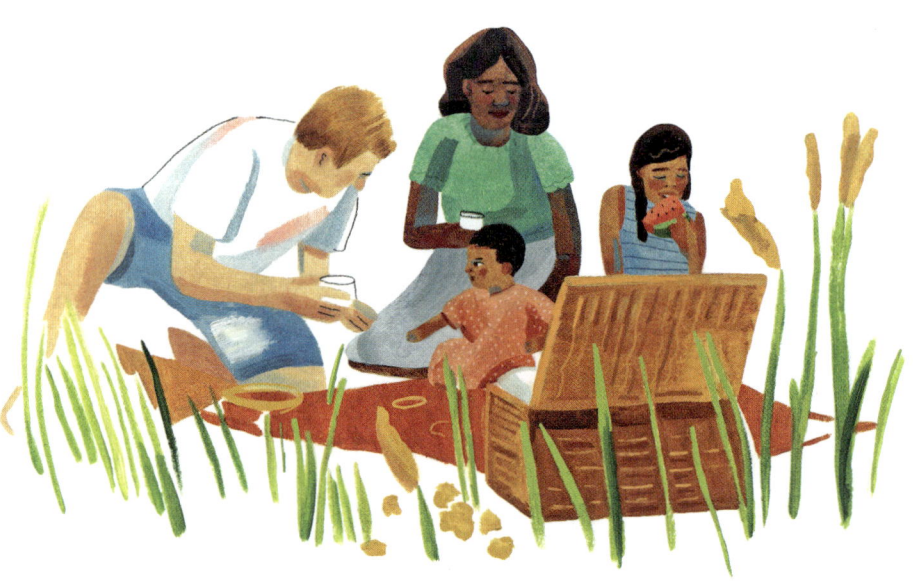

SPIELEN TUT GUT

Am Strand können Kinder sehr gut allein (beziehungsweise aus der Distanz beaufsichtigt) spielen. Sie können
selbstständig auf Entdeckungstour gehen, in Höhlen
spähen, Gezeitentümpel beobachten oder auf Felsen
herumklettern. Freies Spiel ist für die kindliche Entwicklung wichtig, weil es kognitive und soziale Fähigkeiten schult und zum körperlichen und emotionalen
Wohlbefinden beiträgt.[139]
Das Spielen ohne Beteiligung von Eltern oder
anderen Erwachsenen ist besonders wichtig, weil es den
Kindern ein Gefühl von Freiheit und Eigenständigkeit
vermittelt. Es regt die Kreativität und den Forscher-
geist an, und Kinder lernen aus ihren eigenen Fehlern.
Sie können neue Bekanntschaften machen und lernen,
mit anderen zusammenzuarbeiten, zu teilen, Konflikte
zu lösen, zu verhandeln und sich auszudrücken.[139] Sie
üben, Entscheidungen zu fällen und erfahren etwas
über ihre eigenen Vorlieben und Abneigungen. In
natürlicher Umgebung können sie eine allgemeine
Wertschätzung der Natur und ein Bewusstsein für die
Umwelt entwickeln.

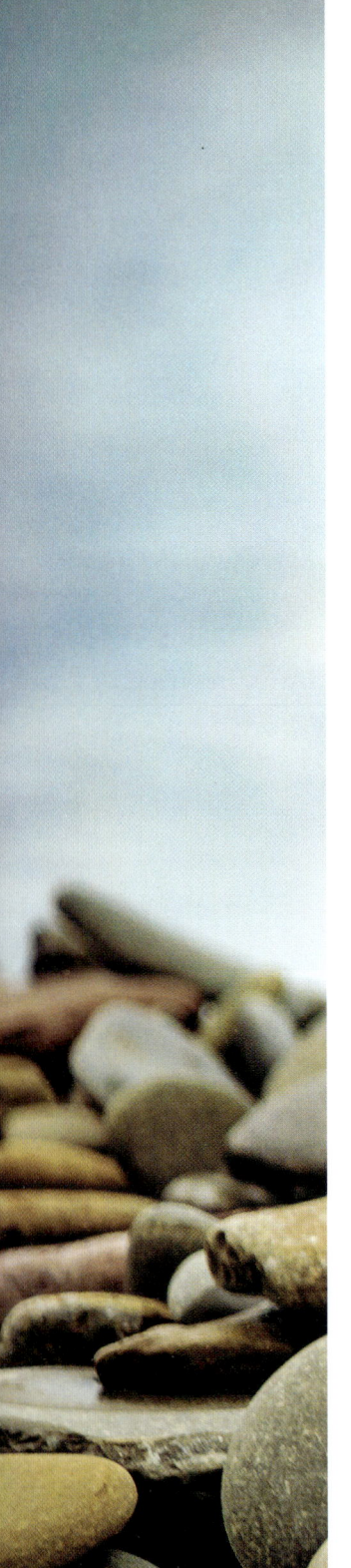

Besserer Zugang zum Meer

Unsere intuitiven Reaktionen legen nahe, dass wir uns am Meer besser fühlen und dass das Meer unsere körperliche und seelische Gesundheit fördert. Immer mehr Studien bestätigen dies. Leider kann nicht jeder Zeit an der Küste verbringen, um in den Genuss dieses Biotops zu kommen. Gründe dafür können individuelle Bewegungseinschränkungen oder eine Krankheit sein, aber auch mangelhafte Infrastruktur (z. B. schlechte Anbindung mit öffentlichen Verkehrsmitteln, nicht instandgehaltene oder gar keine angelegten Wege), zu hohe Kosten oder einfach zu wenig Freizeit.

Auch psychologische Faktoren können Hemmnisse darstellen, etwa mangelndes Selbstvertrauen, kognitive Probleme oder psychische Störungen (z. B. Agoraphobie). Und schließlich können schlechte Wasserqualität, Müllbelastung und andere Verschmutzungen Menschen davon abhalten, ans Meer zu fahren.[140,141]

BARRIEREN ÜBERWINDEN

Obwohl Menschen aller Gesellschaftsschichten etwa in gleichem Maß die Strände nutzen, besuchen Menschen aus sozio-ökonomisch schlecht gestellten Gruppen, darunter auch alleinstehende Frauen und Senioren, selten andere Küstenorte und treiben kaum Wassersport. Dabei profitieren gerade Letztere in besonderem Maß vom Erholungseffekt, den das Meer bietet. Umso wichtiger wäre es, für Menschen aus allen Bevölkerungsgruppen Ausflüge ans Meer möglich zu machen.

Das könnte auf verschiedene Weise geschehen. Bessere Planung und Investitionen in die Küstenräume (einschließlich Infrastruktur und Unterkünfte) könnten die Menschen veranlassen, mehr Zeit am Meer zu verbringen. In manchen Fällen ist es kostspielig, Erreichbarkeitsprobleme zu beseitigen, vor allem, wenn dafür umfangreiche Veränderungen und Investitionen nötig sind oder es sich um schwer erreichbare Orte handelt. Aber schon kleine Veränderungen im Sinne einer »Stadtakupunktur« (siehe Seite 89) könnten viel bewirken.

Damit die Menschen Lust bekommen, die Küste und ihre gesundheitsfördernden Aspekte zu nutzen, muss sie vor allem einladend wirken. Dazu gehören gute Wasserqualität, Sauberkeit der Landschaft, Sicherheit, gut gepflegte Wege und sonstige Einrichtungen sowie eine gute, möglichst barrierefreie Erreichbarkeit. Die Verbesserung von Küstenstandorten kostet zwar Zeit und Geld, doch die zuständigen Behörden sollten bedenken, dass sich die Investition letztlich lohnt, wenn sie auch für die einheimische Bevölkerung Anreize schafft, die positive Wirkung auf Gesundheit und Wohlbefinden häufiger zu nutzen.

Ein größerer Zustrom zu den Küsten erfordert aber auch ein sorgfältiges Management und Regulierung. Maritime Ökosysteme können sehr empfindlich sein. Schlechte Planung, unkontrollierte Entwicklung von Industrie und Tourismus, Müll, Luftverschmutzung und geschädigte oder zerstörte Ökosysteme sind nur einige der typischen möglichen Probleme. Wenn Politiker also Erreichbarkeit und Qualität von Küstenorten verbessern wollen, um mehr erholungssuchende Besucher anzuziehen, müssen sie gleichzeitig Maßnahmen ergreifen, die den Küstenraum vor Schäden durch die steigenden Besucherzahlen schützen.[3,82,112]

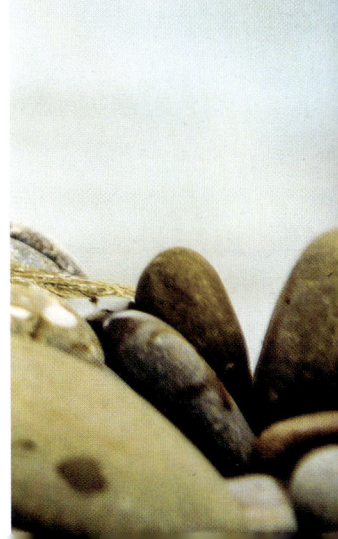

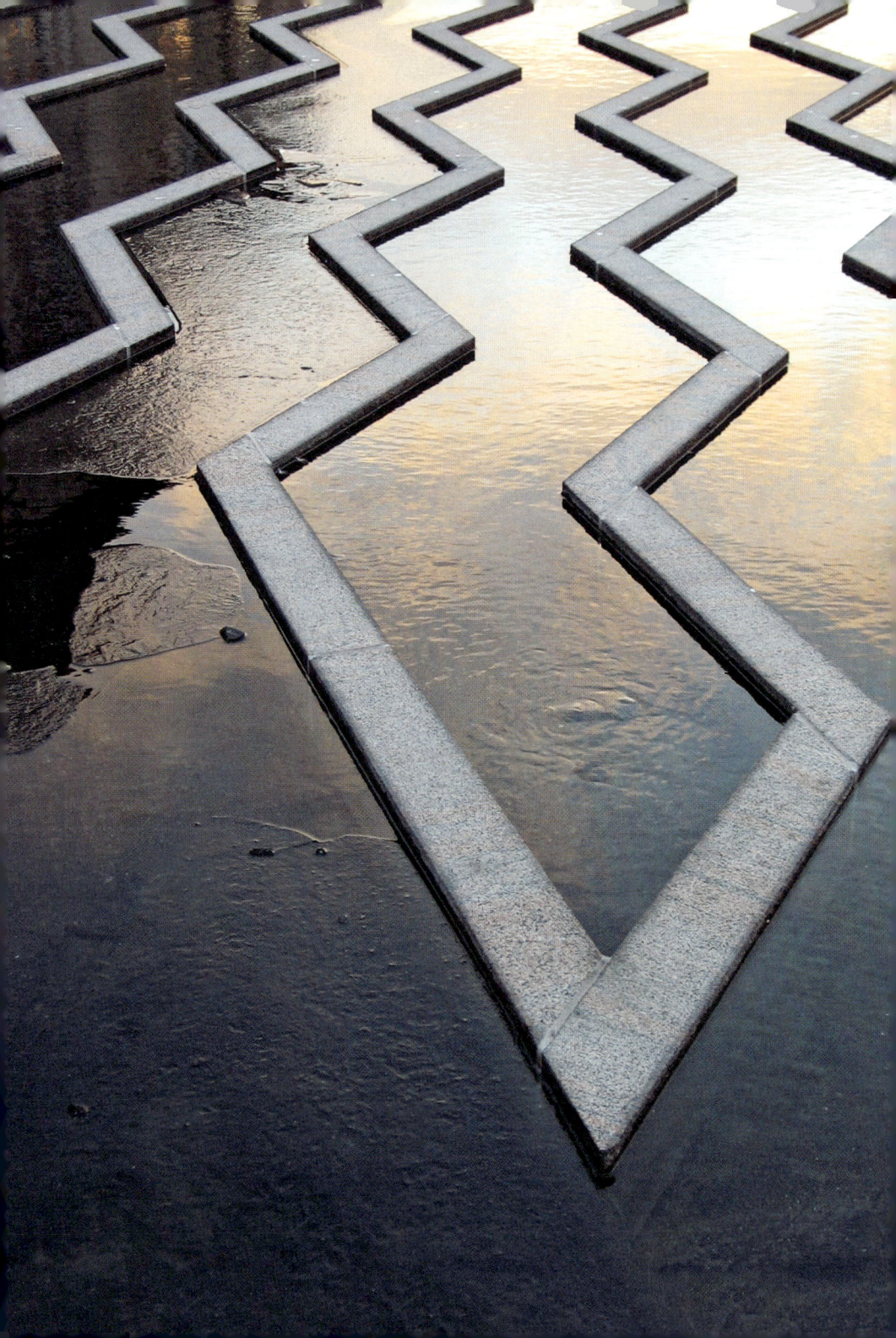

Stadtakupunktur

Als Stadtakupunktur bezeichnet man eine Technik, die Stressabbau und Wohlbefinden von Stadtbewohnern fördern soll. Sie wurde von dem finnischen Architekten und Schriftsteller Marco Casagrande entwickelt und kombiniert die chinesische Akupunktur mit moderner westlicher Städteplanung. In der Akupunktur werden feine Nadeln gezielt an bestimmten Stellen gesetzt, um Gesundheit und Wohlbefinden einer Person zu verbessern. Die Stadtakupunktur setzt auf kleine Eingriffe an Orten, die bislang nicht genutzt, schlecht zugänglich oder in irgendeiner Weise als negativ empfunden oder gemieden werden. Solche geringe Änderungen sollen dafür sorgen, dass die Bewohner diese Orte wieder akzeptieren, schätzen und deutlich stärker oder häufiger nutzen.[142,143]

Im Rahmen des EU-weiten Forschungsprojekts BlueHealth zur Erforschung des Zusammenhangs Umwelt–Klima–Gesundheit werden solche Veränderungen zurzeit an einem vernachlässigten Strand in der englischen Stadt Plymouth durchgeführt. Der Bereich soll verschönert werden, um Einheimischen sowie Besuchern Raum zur Erholung und Regeneration zu bieten. Der Strand wird gesäubert, neue Zugänge werden geschaffen, verwilderte Vegetation reguliert, Kinderspielplätze werden ausgebaut, und es sollen Sitzgelegenheiten und eine neue kleine Freiluftbühne geschaffen werden. All das dient dazu, die Menschen an den Strand zu locken und die Interaktion zwischen Einwohnern und Besuchern zu fördern, was letztlich vorteilhaft für Gesundheit und Wohlbefinden aller Beteiligten ist.

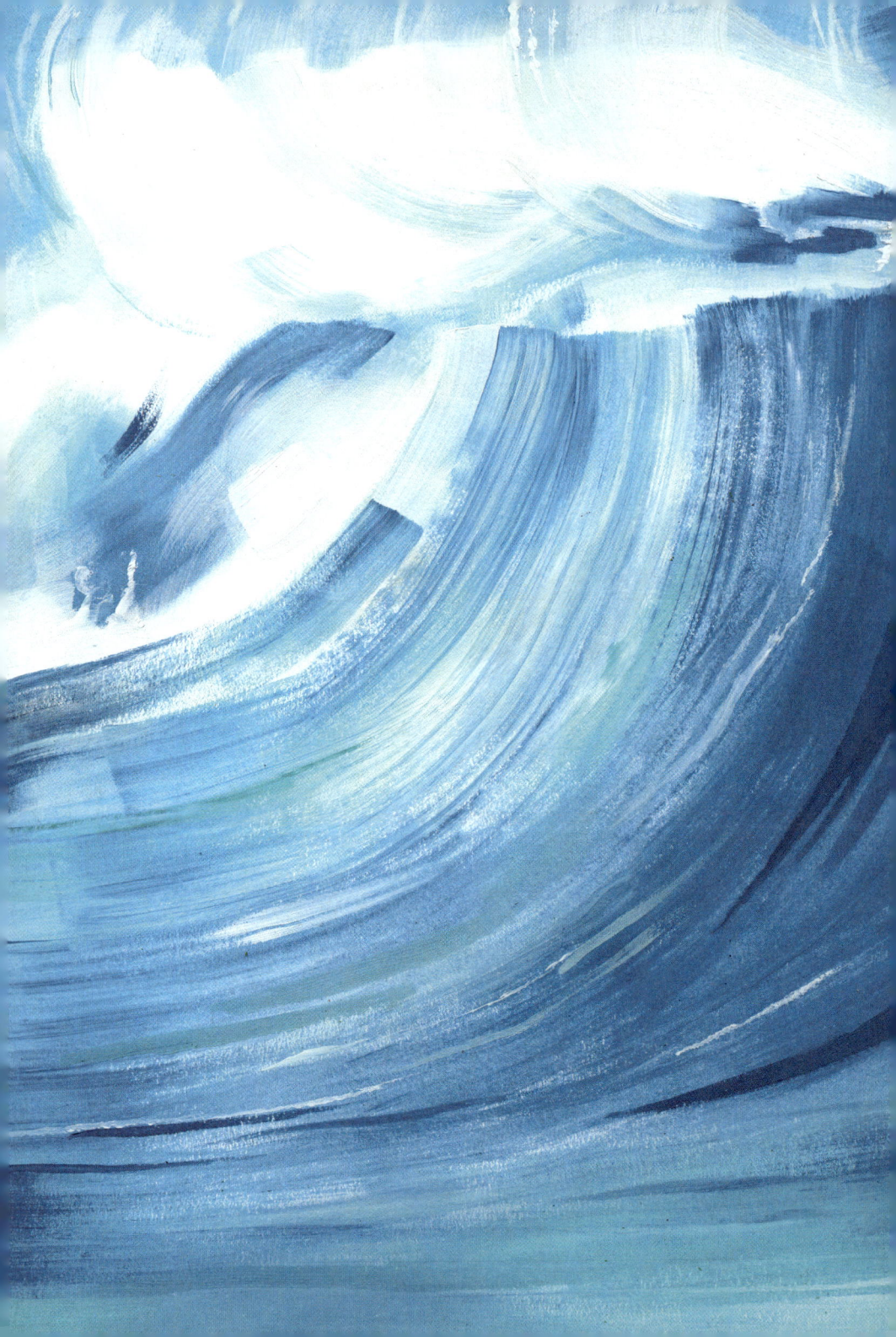

KAPITEL 4

Den Nutzen voll ausschöpfen

»Nach dem Sternenhimmel ist das Größte und Schönste, was Gott erschaffen hat, das Meer.«

— Adalbert Stifter

Wenn ein Aufenthalt an der Küste so großen und vielfältigen positiven Einfluss auf unser Wohlbefinden nehmen kann, stellt sich die Frage, was wir tun können, um den Nutzen wirklich voll auszuschöpfen. Dafür gibt es eine Reihe von Möglichkeiten, Meer und Küste optimal zu genießen.

SONNE TANKEN

Weil die riesige Wasserfläche Sonnenstrahlen reflektiert, produziert der Körper reichlich Vitamin D. Dieses Vitamin ist wichtig für gesunde Knochen und Zähne, es fördert eine gesunde Verdauung, stärkt das Immunsystem, hellt die Stimmung auf und schützt vor einigen Krebsarten (siehe Seite 60–61). Allerdings kann Vitamin D vom Körper nur dann produziert werden, wenn die Haut direkt der Sonne ausgesetzt ist, also nicht von Kleidung bedeckt und nicht mit Sonnenschutzmittel behandelt wurde.

Wer sich bei klarem Himmel um die Mittagszeit im Freien aufhält, sollte allerdings unbedingt einen Sonnenschutz auftragen, um Sonnenbrand zu vermeiden. Ansonsten empfiehlt sich, die Sonne eine Zeit lang direkt auf die Haut scheinen zu lassen.

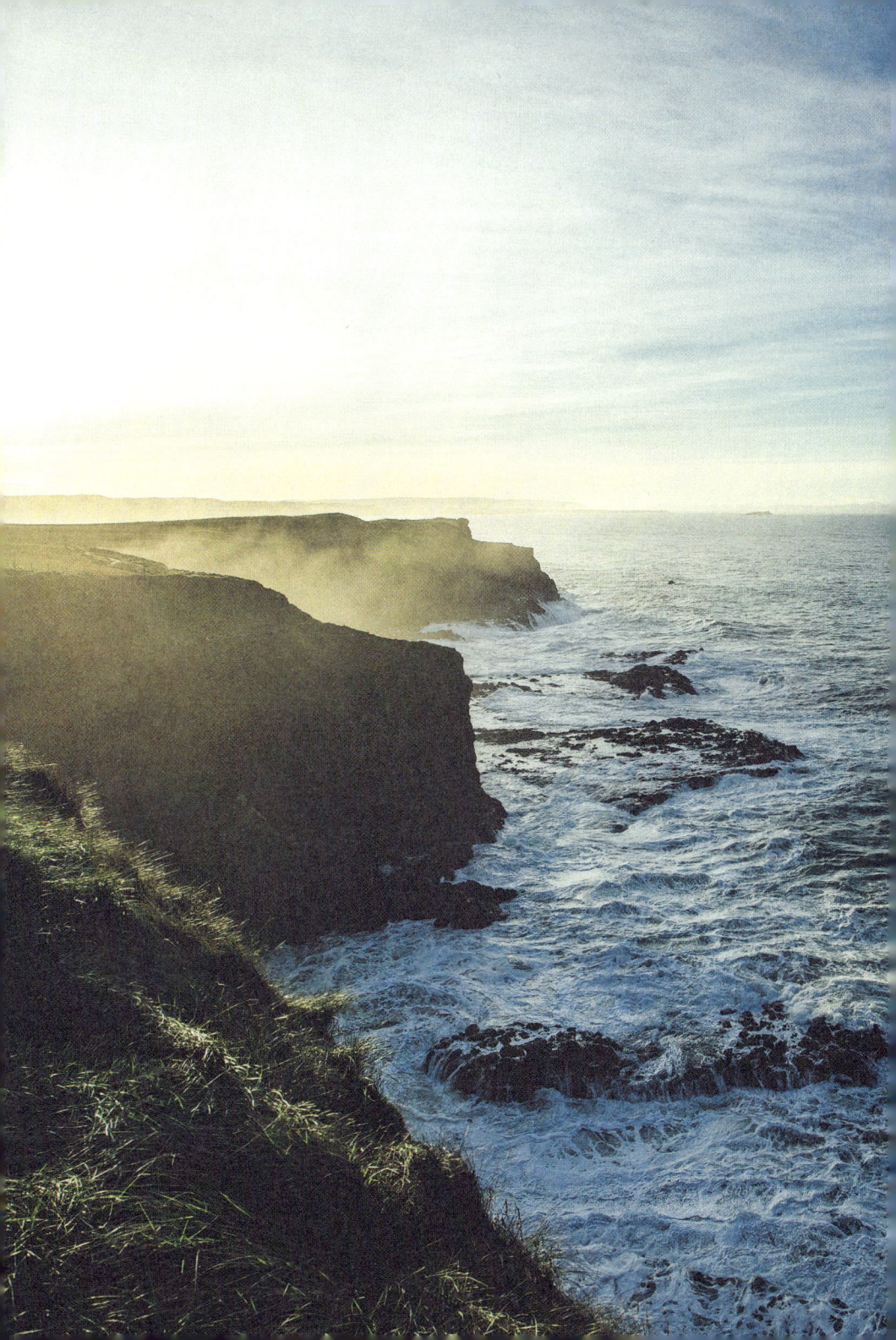

ACHTSAMKEIT ÜBEN

Was immer Sie am Strand vorhaben, nehmen Sie sich auch ein bisschen Zeit dafür, einfach nur da zu sein. Achtsamkeit bedeutet, den Geist und die Aufmerksamkeit ganz auf das Hier und Jetzt zu richten und bewusst den Anblick, die Geräusche und Gerüche der Umgebung wahrzunehmen. Das ist eine Auszeit für den Geist, weil dabei andere Gedanken ausgeblendet werden. Immer mehr Forschungsergebnisse zeigen, dass Achtsamkeitsübungen helfen können, Stress und Nervosität abzubauen und die Stimmung verbessern.

Versuchen Sie, sich mental ganz in die Meeresumgebung zu versenken und sie bewusst und dankbar zu genießen. Schalten Sie das Handy aus, um Ihre Sinne auf die unmittelbaren äußeren Reize richten zu können, ohne die Gefahr einer Ablenkung. Wenn die Gedanken abzuschweifen beginnen – Probleme im Beruf, was es später zum Essen geben soll oder ob Sie das Bügeleisen abgeschaltet haben –, holen Sie sie zurück und konzentrieren Sie sich auf Ihre Atmung. Jedes weitere Mal, wenn Sorgen und Ablenkungen zurückkehren (und das werden sie), schieben Sie sie ruhig und ohne zu urteilen beiseite.

Selbst wenn es kühl ist, ziehen Sie die Schuhe aus und gehen Sie barfuß über den Sand. Diese unmittelbare körperliche Wahrnehmung der Umgebung ist hilfreich, um sich »geerdet« zu fühlen. Versuchen Sie, die Umgebung mit allen fünf Sinnen intensiv wahrzunehmen (siehe Seite 95–97), und achten Sie auch auf Kleinigkeiten. Auf den folgenden Seiten finden Sie einige Hilfestellungen.

Hören

- Schließen Sie die Augen, und hören Sie Wind, Meer und Wellen zu. Das gleichmäßige Rauschen kann sehr angenehm sein. Ist es laut oder leise? Klingt das Meer ruhig oder unruhig?

- Hören Sie, wie sich die Wellen brechen und im Sand auslaufen. Achten Sie auf die Geräusche, wenn das Wasser zurückströmt und dabei Sand oder Kiesel mitnimmt. Kommen die Wellen in regelmäßigem oder unregelmäßigem Rhythmus? Lauschen Sie eine Weile, und versuchen Sie herauszuhören, ob manche Wellen höher als andere sind.

- Können Sie die Schreie von Möwen und anderen Seevögeln hören? Klingen sie gleichartig, oder stammen sie von verschiedenen Vogelarten? Hören Sie andere Lebewesen?

- An der Küste ist es oft windig. Hören Sie, wie der Wind um Ihr Gesicht und Ihren Körper streicht. Was macht er mit Ihren Haaren? Flattert die Kleidung? Bläst der Wind stetig, oder ist er böig?

- Welche Geräusche hören Sie noch? Nehmen Sie sich einen Moment, um sie zu erkennen. Hören Sie Stimmen, Hundegebell oder das Flattern von Flugdrachen? Achten Sie auch auf Geräusche in der Ferne, etwa Schiffssirenen.

Schmecken

- Drehen Sie das Gesicht mit geschlossenen Augen dem Wind zu. Öffnen Sie den Mund. Wie schmeckt die Luft? Schmecken Sie das Salz, das durch die Wellen in der Luft verwirbelt wird?

- Lecken Sie über Ihre Lippen. Schmecken sie auch salzig? Wenn Sie am Strand Sport getrieben haben oder zügig gegangen sind, nehmen Sie auf der Oberlippe einen leicht bitteren Schweißgeschmack wahr?

- Wenn Sie ein Picknick mitgebracht haben, essen Sie langsam mit geschlossenen Augen, um ganz bewusst zu schmecken. Schlingen Sie die Speisen nicht einfach herunter. Versuchen Sie, einzelne Aromen und Zutaten herauszuschmecken.

- Nehmen Sie verschiedene Kleinigkeiten zum Essen mit an den Strand – saure Gurken, süße Beeren, salzige Oliven oder Käsewürfel, dunkle Schokolade. Konzentrieren Sie sich ganz auf den Geschmack und das Mundgefühl.

- Trinken Sie das mitgebrachte Wasser langsam in kleinen Schlucken. Hat es jemals klarer, kühler und frischer geschmeckt?

Spüren

- Ziehen Sie die Schuhe aus, und fühlen Sie die Temperatur von Sand oder Kieseln unter den Füßen. Sind sie warm oder kühl? Lassen Sie eine Welle über Ihre Füße laufen. Ist das Wasser warm, kalt oder eisig? An sonnigen Tagen ist das Wasser in Gezeitentümpeln deutlich wärmer als das Meer.

- Sammeln Sie einige Kiesel und Muscheln. Setzen Sie sich, und ertasten Sie ihre Oberflächen mit Fingern und Daumen. Sind die Kiesel glatter als die Muscheln? Streichen Sie damit leicht über Ihre Wange. Spüren Sie einen Unterschied?

- Nehmen Sie an einem Sandstrand eine Handvoll trockenen Sand auf und lassen ihn durch die Finger rieseln. Versuchen Sie, dabei die einzelnen Körner zu erspüren. Wiederholen Sie dasselbe mit feuchtem Sand. Fühlen Sie den Unterschied? Ist einer schwerer als der andere?

- Setzen Sie sich und vergraben Sie die Zehen im Sand. Spüren Sie, wie unterschiedlich sich feiner Sand, winzige Kiesel und Muschelstücke zwischen den Zehen anfühlen? Ist der Sand pudrig-weich oder eher grob?

- Falls am Strand Steine liegen: Fühlen sie sich rau und scharfkantig an, oder sind sie vom Meer glatt geschliffen? Ertasten Sie die Oberfläche mit der Hand. Wenn darauf Algen wachsen, fühlen sie sich glatt und seidig oder schleimig an?

Sehen

- Beobachten Sie, wie sich in der Ferne Wellen aufbauen und allmählich immer größer werden, bis sie sich in Strandnähe brechen. Achten Sie auf die Größe. Sind einige Wellen größer als andere?

- Beobachten Sie den feinen Sprühnebel, der sich in dem Moment bildet, wenn sich eine Welle bricht. Stellen Sie sich ins flache Wasser und schauen Sie zu, wie sich Sand und kleine Kiesel bewegen, wenn die Wellen anrollen und wieder ablaufen.

- Schauen Sie in die Ferne. Können Sie Schiffe entdecken? Fixieren Sie am Horizont die Linie, wo das Meer aufhört und der Himmel anfängt.

- Studieren Sie die verschiedenen Farben des Sands, die Nuancen der Kiesel und Muscheln. Sehen Sie irgendwo intensivere Farben – Küstenblumen, Handtücher, Sonnenschirme?

- Schauen Sie zu, wie Seevögel auf warmen Luftströmungen über dem Meer aufsteigen oder gleiten. Studieren Sie einen Gezeitentümpel. Sehen Sie darin Bewegung oder Lebewesen?

- Wenn es windig ist, beobachten Sie, wie der Wind Schaum von Wellenkämmen abreißt. Im Lauf des Tages ändert sich oft die Windrichtung. Wenn Sie den ganzen Tag am Strand verbringen, achten Sie darauf, ob der Wind dreht und wie sich das auf die Gischt der Wellenkämme auswirkt.

Riechen

- Wenn Sie am Strand ankommen, atmen Sie einige Male tief durch die Nase ein und aus. Achten Sie dabei auf den Geruch der Luft. Seeluft hat einen erfrischenden, organischen Geruch.

- Nehmen Sie andere Gerüche wahr? Schließen Sie die Augen und atmen Sie tief und langsam. Typische Strandgerüche sind etwa nasse Hunde, Gegrilltes und Sonnenmilch.

- Riechen Sie vor und nach dem Baden an Ihrer Haut. Riecht trockene Haut anders als nasse? Riechen nasse Haare anders als trockene?

- Von Gezeitentümpeln geht wegen der Algen ein »grüner« Pflanzengeruch aus. Wenn sie bei Niedrigwasser der Sonne ausgesetzt sind, ist der Geruch noch stärker.

- Wenn Sie ein Picknick mitgebracht haben, nehmen Sie vor dem Essen und währenddessen bewusst die Gerüche der Speisen wahr. Riechen und Schmecken sind eigenständige Sinne, aber bei der Wahrnehmung von Essen spielen beide eine Rolle.

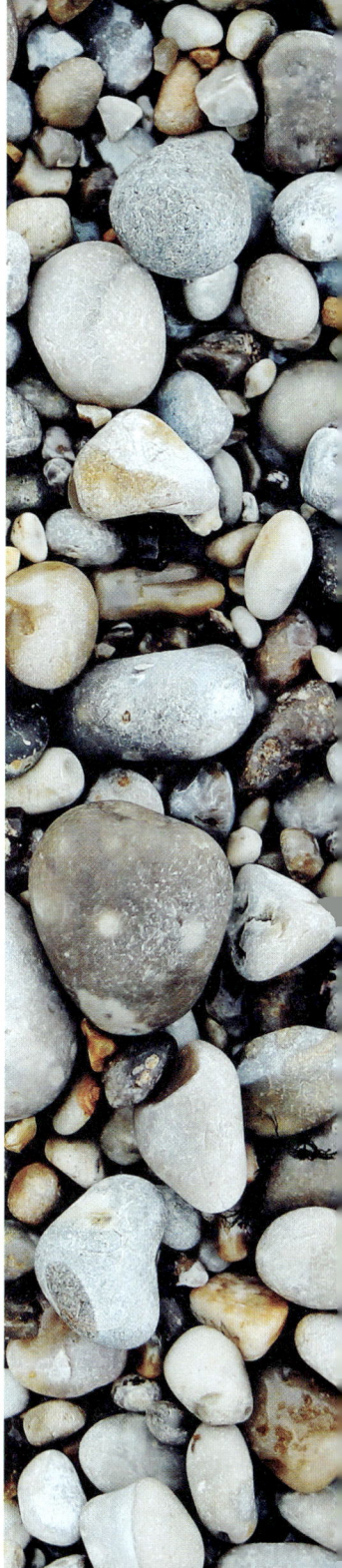

Achtsamkeitsspaziergang

1. Ziehen Sie am oberen Strand die Schuhe aus. Gehen Sie langsam und spüren Sie, wie Sie den trockenen Sand mit den Füßen seitlich verdrängen. Gehen Sie eine Weile nur auf den Fersen. Drücken Sie sie tief in den Sand. Gehen Sie dann auf den Zehen. Schauen Sie sich die unterschiedlichen Spuren im Sand an.

2. Setzen Sie sich in den trockenen Sand. Lassen Sie eine Handvoll Sand durch die Finger rieseln und schauen Sie den Körnern zu. Ist der Sand an der Oberfläche wärmer als einige Zentimeter darunter?

3. Heben Sie an einem Kieselstrand einige Steine auf. Spüren Sie das Gewicht schwer in der Hand. Können Sie aufgrund des Aussehens schätzen, welche schwerer sind? Studieren Sie die Farben der verschiedenen Gesteinsarten. Finden Sie einen Lochstein oder einen mit eingebetteten Kristallen?

4. Legen Sie sich auf den Rücken, Beine und Füße fallen locker auseinander, die Arme liegen etwas vom Körper abgespreizt. Entspannen Sie den ganzen Körper. Spüren Sie, wie der Sand den Körper trägt. Lockern Sie die Muskeln und richten Sie alle Gedanken auf die Kontaktfläche von Sand und Körper. Entscheiden Sie selbst, wie lange Sie so liegen bleiben möchten.

5. Stehen Sie langsam auf, gehen Sie zum Wasser. Fühlt sich der nasse Sand anders und kühler unter den Füßen an? Ist das angenehm oder unangenehm? Schlendern Sie am Wassersaum entlang und schauen Sie Ihre Fußspuren an. Sind die einzelnen Zehen zu erkennen?

6. Bleiben Sie stehen und beobachten Sie das Anrollen der Wellen. Schauen Sie zu, wie sie den Sand glätten. Liegen Muscheln oder Kiesel im Sand? Beobachten Sie einen Kiesel, der von den auf- und ablaufenden Wellen mitgenommen wird. Wie weit bewegt er sich?

7. Zählen Sie die Blautöne, die Sie auf der Oberfläche des Wassers erkennen. Hat der Himmel ein anderes Blau als das Meer?

8. Gehen Sie ins flache Wasser. Bleiben Sie einen Moment stehen, um die Bewegung der Wellen an den Knöcheln und Waden zu spüren. Spüren Sie, wie die Wellen Sand unter Ihren Füßen wegspülen?

9. Tauchen Sie eine Hand ins Wasser. Riecht die nasse Hand anders als die trockene? Lecken Sie an der Hand, um den Salzgeschmack wahrzunehmen.

AKTIV SEIN AM STRAND

Es ist verlockend, es sich mit einem guten Buch in einem Liegestuhl bequem zu machen, aber Sie tun sich mehr Gutes, wenn Sie sich umschauen und sich von der Umgebung »einfangen« lassen. Tauchen Sie ganz in die Küstenatmosphäre ein – es lohnt sich! Hier folgen einige Vorschläge, womit Sie sich beschäftigen könnten.

Gezeitentümpel

Wenn es am Strand Gezeitentümpel gibt, sollten Sie sie mit der ganzen Familie erkunden. Erwachsene und Kinder haben gleichermaßen Freude an dem intensiven Kontakt mit einem Naturphänomen und lernen die Biodiversität im Kleinen schätzen. Sie werden staunen, wie viele faszinierende Lebewesen, winzige Kreaturen und Pflanzen, auf so begrenztem Raum versammelt sind. Mit einem kleinen Kescher und einem Eimer können Sie Tiere und Pflanzen genauer studieren. Setzen Sie sie danach aber unversehrt wieder zurück. Siehe auch Seite 179 für den verantwortungsvollen Umgang mit Gezeitentümpeln.

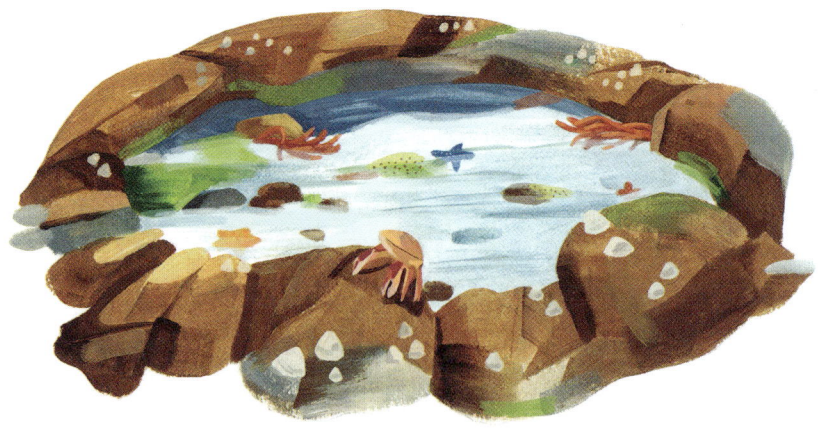

Sandkunst

Sandburgen sind nicht nur etwas für Kinder. Auch Erwachsene können sich an einer Sandskulptur versuchen und sie fantasievoll mit kleinen Kieseln, Muscheln, Treibholz oder Algen verzieren.

Kreativ sein

Eine natürliche Umgebung regt die Kreativität an – schauen Sie sich um und lassen Sie sich inspirieren. Man kann am Strand prima zeichnen, malen oder schreiben und dadurch die Beziehung zur Umgebung noch vertiefen. Falls Sie ungeübt sind, brauchen Sie das Ergebnis niemandem zu zeigen. Es geht nur darum, die Betätigung und ihre erholsame Wirkung zu genießen.

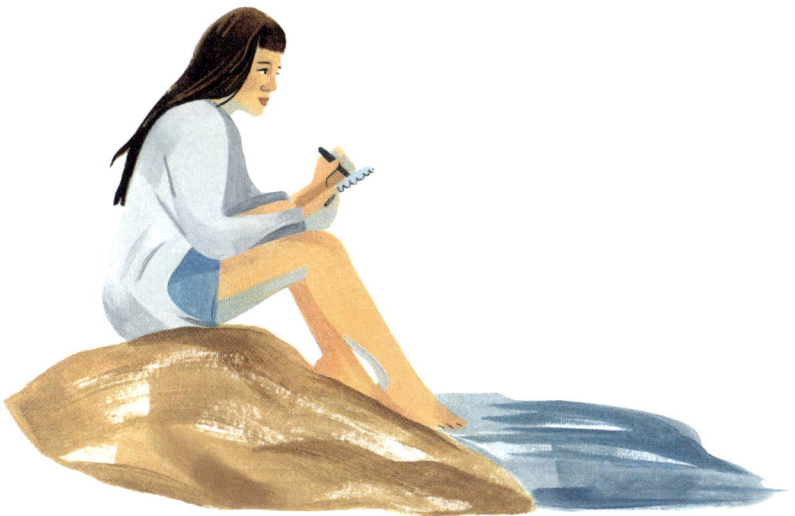

Tiere beobachten

An jedem Strand kann man Tiere beobachten. Welche Arten man sieht, hängt von der genauen Lage und Topografie ab. Nehmen Sie Fernglas und Bestimmungsbuch mit oder schauen Sie sich einfach nach Vögeln, Krebsen und Säugetieren um. Bei einem Naturspaziergang am Strand entlang können Sie sich Bewegung verschaffen und gleichzeitig verschiedene Lebensräume studieren, zum Beispiel die Kontur des Wassersaums, Sanddünen, Marschen oder ein Mündungsgebiet. Auf Seite 176–177 finden Sie weitere Hinweise zur verantwortungsvollen Tierbeobachtung.

Strandglas sammeln

Wenn Sie einen Grund für einen Spaziergang brauchen, könnten Sie Glasscherben sammeln, die von Meer und Sand glatt gewaschen wurden. Das ist gut für die Fitness, denn beim Gehen im Sand werden mehr Kalorien verbrannt als beim Gehen auf festem Boden. Wenn Sie zusätzlich barfuß gehen, müssen mehr und andere Muskeln arbeiten als beim Gehen in Schuhen, und der Sand »schmirgelt« die Füße schön glatt.

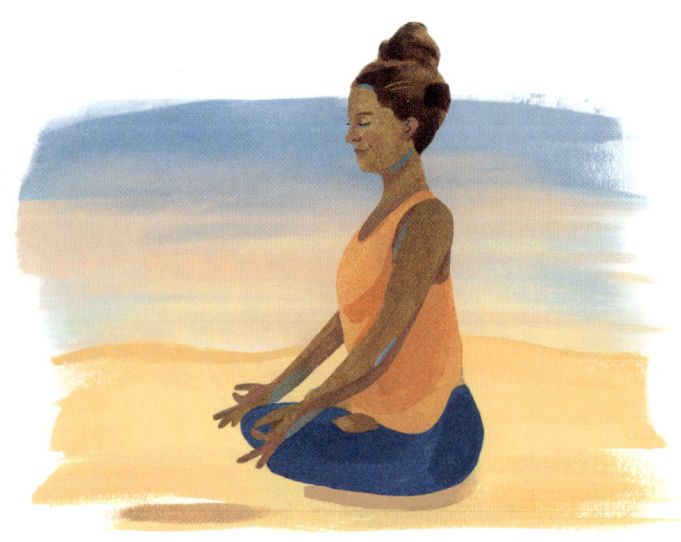

Meditation

Das Geräusch der Wellen oder der eigene Atem sind gute Meditationshilfen (siehe Seite 106–107). Der Aufenthalt oder die Bewegung an der frischen Luft verstärkt die entspannende Wirkung. Sie könnten es auch gezielt mit entspannenden Atemübungen versuchen (siehe Seite 108–109).

Picknicks

Ein Picknick ist ein exzellenter Anlass für einen Ausflug an den Strand. Wer Essen und Getränke mitnimmt, kann außerdem länger bleiben und die entspannte Zeit mit Freunden oder Familie rundum genießen. Besonders schön ist ein Frühstück bei Sonnenaufgang oder ein Drink bei Sonnenuntergang, wenn nicht so viele andere Menschen am Strand sind.

Work-out

Ob ein gemäßigter Marsch oder intensives Fitnesstraining: In natürlicher Umgebung macht Bewegung einfach mehr Spaß und wird trotzdem als weniger anstrengend empfunden (siehe Seite 111–115). Sand und Wasser dienen als »Fitnessgeräte« und schonen gleich-

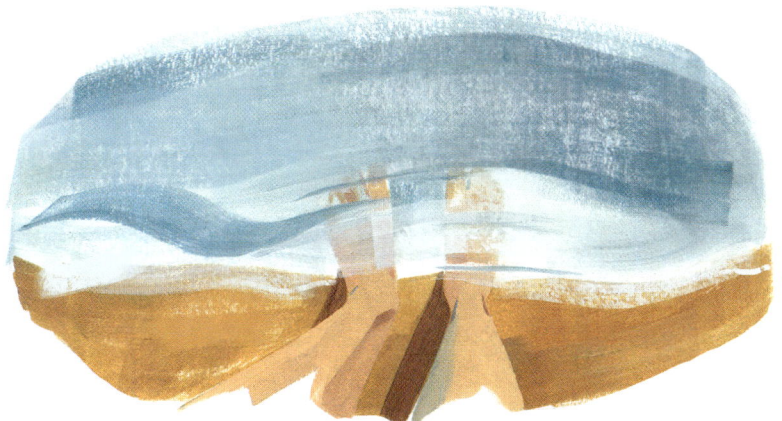

zeitig die Gelenke. Der Strand ist für jedes Training zwischen gemütlichem Spaziergang und herausfordernden Übungen bestens geeignet.

Ab ins Wasser!

Ob Sie paddeln, schwimmen, unter Wellen durchtauchen, wellenreiten oder kitesurfen: Durch Körperkontakt mit dem Wasser wird auch die psychologische Beziehung zur Natur intensiviert. Mit solchen Aktivitäten verschaffen Sie sich reichlich Bewegung, aber auch das Eintauchen im magnesiumhaltigen Meerwasser soll die Gesundheit fördern (siehe Seite 43 und 129).

Floating

Studien, die sich mit Floating-Therapie beschäftigt haben (siehe Seite 136) zeigen, dass das gemächliche Treiben in Salzwasser den Spiegel der Stresshormone sowie den Blutdruck senkt, zu besserem Schlaf verhilft, die Erholung der Muskeln nach Beanspruchung beschleunigt und die Kreativität fördert. Das liegt wahrscheinlich an der Kombination von Magnesium

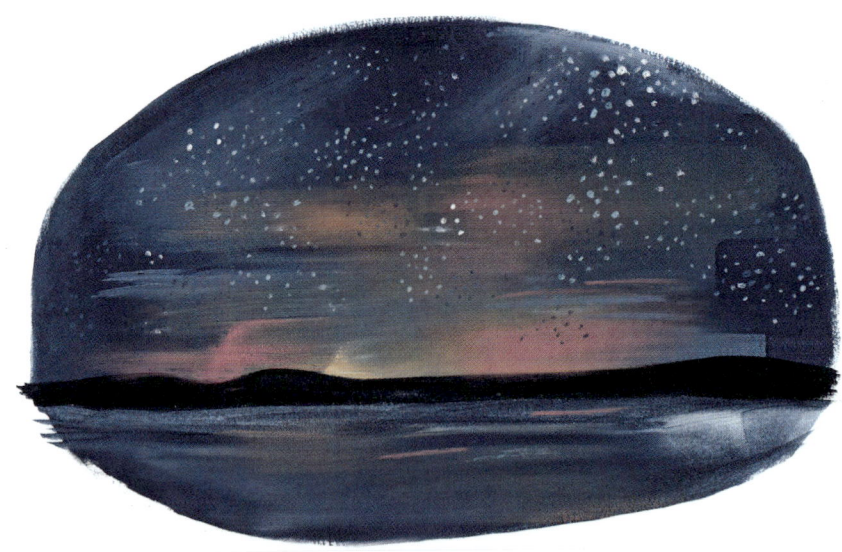

im Meerwasser und der reduzierten Sinneswahrnehmung während der Behandlung. Dieselbe Wirkung dürfte es haben, wenn Sie sich einfach eine Weile auf dem Rücken im Meer treiben lassen. Achten Sie aber auf Gezeiten und Strömungen, damit Sie nicht abtreiben.

In die Sterne schauen

Kaum jemand geht nachts an den Strand, dabei kann das ein beeindruckendes Erlebnis sein. Legen Sie sich in einer sternenklaren Nacht mit dem Rücken auf ein Handtuch. Machen Sie es sich mit einem gefalteten Handtuch als Kopfkissen und – wenn es kühl ist – mit einer Decke richtig bequem. Hören Sie beim Bewundern des Sternenhimmels den Wellen zu. Erkundigen Sie sich vorher, wann die Flut kommt.

Meeresfrüchte genießen

Muscheln, Garnelen, manche Algen und Küstenpflanzen wie Queller sind nicht nur essbar, sondern überdies lecker und sehr gesund – es gibt wenige Lebensmittel mit mehr oder besseren Nährwerten. Sie selbst zu sammeln und zuzubereiten verstärkt auch die psychologische Beziehung zur Natur. Sinnvoll ist aber, ein gutes Bestimmungsbuch zu verwenden oder an einer geführten Sammelwanderung teilzunehmen. So erfahren Sie, was man wo findet und was tunlichst zu meiden ist. Wahrscheinlich bekommen Sie auch gleich ein paar passende Rezepte. Informieren Sie sich über die örtlichen Bestimmungen für das Sammeln. Ist das Wildsammeln nicht gestattet, besuchen Sie ein Restaurant, das einheimischen Fisch auf der Karte hat.

AM STRAND MEDITIEREN

Regelmäßiges Meditieren kann helfen, Stress abzubauen, Selbstvertrauen zu gewinnen und das Selbstwertgefühl zu stärken. Besonders
wirksam ist die Meditation am Strand, weil hier zum Erleben der
Natur noch das optimale Hintergrundgeräusch geliefert wird: das
Rauschen der Wellen. Wer sich auf den Rhythmus der Wellen konzentriert, hat es leichter, die Gedanken abzuschalten.

    Die Vorstellung, regelmäßig zu meditieren, finden viele Menschen
nicht sonderlich verlockend. Noch etwas, wofür man eigentlich
keine Zeit hat. Die Meditation bewirkt aber deutliche physiologische
Veränderungen im Körper. Der Blutdruck sinkt, das Immunsystem
wird gestärkt, spannungsbedingte Schmerzen nehmen ab, und das
Glückshormon Serotonin wird vermehrt ausgeschüttet.

    Wenn diese körperlichen Gründe nicht ausreichen, überzeugen
vielleicht die psychologischen. Meditation kann Unsicherheit und
Anspannung abbauen, die Kreativität und Zufriedenheit stärken, den
Geist schärfen und die Konzentrationsfähigkeit verbessern. Probieren
Sie einmal die beiden folgenden einfachen Meditationen.

Wellenmeditation

Diese Meditation ist eine Achtsamkeitsübung, bei der Sie sich aus-
schließlich auf das Geräusch der Wellen konzentrieren.

1. Sie sitzen bequem, aber mit geradem Rücken, nah am Wasser und
   dem Meer zugewandt. Schließen Sie die Augen und entspannen Sie
   den Körper – auch alle Gesichtsmuskeln und die Schultern. Lassen
   Sie alle Spannung los, aber bleiben Sie in aufrechter Haltung.

2. Konzentrieren Sie sich nun auf Ihren Atem. Atmen Sie eine oder
   zwei Minuten tief ein und aus, sodass die Bauchdecke sich hebt und
   senkt. Achten Sie dabei auf Geräusch und Rhythmus Ihres Atems,
   aber versuchen Sie nicht, ihn zu verändern.

3. Wenden Sie sich nun langsam dem Klang der Wellen zu. Achten
   Sie auf jede Welle, die auf den Strand rollt und wieder abläuft.
   Konzentrieren Sie sich nur darauf.

4. Wenn andere Gedanken sich dazwischenschieben und Ihre Konzentration nachlässt, was sehr wahrscheinlich ist, finden Sie einfach
   wieder zum Geräusch der Wellen zurück. Führen Sie die Übung
   zehn Minuten lang durch.

Meeresvisualisierung

In diesem Fall wird die Visualisierung zur Konzentration genutzt. Der Klang der Wellen hilft dabei, vor dem geistigen Auge ein Bild des Wassers heraufzubeschwören.

1. Sie sitzen bequem, aber mit geradem Rücken, nah am Wasser und dem Meer zugewandt. Schließen Sie die Augen und entspannen Sie den Körper – auch alle Gesichtsmuskeln und die Schultern. Lösen Sie alle Spannung, aber bleiben Sie in aufrechter Haltung.

2. Konzentrieren Sie sich auf Ihren Atem. Stellen Sie sich den Atem als Wasser vor, das ungehindert fließt und jeden Raum ausfüllt, in den es eintritt. Beim sanften Einatmen visualisieren Sie die Luft, die in den Körper eintritt, als Welle, die auf den Strand rollt. Die Welle (der Atem) rollt so lange, wie es ohne zu stocken möglich ist.

3. Nach dem Einatmen einen Moment innehalten – so wie die Welle, wenn ihr Wasser teilweise in den Sand einsickert.

4. Beim Ausatmen die Luft langsam strömen lassen, wie Meerwasser, das in den Sand einsickert. Das Wasser zieht sich langsam und gleichmäßig zurück. Spüren Sie dem Ausatmen im ganzen Körper nach. Ihr Körper entspannt, so wie der Sand weich und glatt wird, wenn Wasser versickert.

5. Nach dem Ausatmen kurz innehalten, bevor die nächste Welle naht. Zehn Minuten praktizieren. Wenn die Gedanken abschweifen, lassen Sie es geschehen, aber kommen Sie immer wieder zum Bild der Wellen zurück.

ENTSPANNENDE ATEMÜBUNGEN

Wir denken selten darüber nach, dass die Atmung lebenswichtig ist. Studien haben gezeigt, dass bewusstes Atmen Stress abbauen, Emotionen ausgleichen, den Schlaf verbessern und Heißhungerattacken verringern kann. Die folgenden Übungen beruhigen den Geist und helfen, klar zu denken. Sie können überall durchgeführt werden, aber in der Natur – etwa am Meer – ist ihr Nutzen am größten.

Bewusstes Atmen

Diese Technik der Zwerchfellatmung hilft, den Atem besser wahrzunehmen. Sie kann das Nervensystem beruhigen, Stress abbauen und das Bewusstsein verstärken.

- Sie liegen mit dem Rücken auf einem Handtuch, machen es sich im Liegestuhl bequem oder sitzen im Schneidersitz und mit geradem Rücken am Strand. Die Augen schließen und die Hände sanft auf den Bauch legen.

- Atmen Sie im normalen Rhythmus etwa eine Minute durch die Nase ein und aus. Achten Sie darauf, wie stark sich die Lunge füllt.

- Versuchen Sie, die Atmung nur zu beobachten, aber nicht zu beurteilen oder zu verändern.

- Wenn die Atmung Ihnen flach oder gepresst vorkommt, entspannen Sie den ganzen Körper, auch Gesicht und Zunge, und halten Sie nach jedem Ein- und jedem Ausatmen ganz kurz inne.

- Weitere zwei bis vier Minuten entspannt weiteratmen und jeden Atemzug beobachten.

Wechselatmung

Diese Atemtechnik aus dem Yoga braucht etwas Übung. Sie verhilft zu Achtsamkeit und fördert die Entspannung.
- Sie sitzen bequem im Sand oder im Strandstuhl. Die linke Hand liegt mit der Handfläche nach oben auf dem linken Knie. Daumen und Zeigefinger berühren sich zart. Von der rechten Hand krümmen Sie Zeige- und Mittelfinger (!) zur Handfläche hin, die anderen Finger sind locker gestreckt.

- Einmal tief ein- und ausatmen, dabei langsam bis zehn zählen, dann geht es los: Das rechte Nasenloch mit dem rechten Daumen zuhalten. Zügig und kräftig durch das linke Nasenloch einatmen.

- Mit dem Ringfinger das linke Nasenloch schließen, die Luft anhalten und bis drei zählen. Den Daumen lösen. Langsam durch das rechte Nasenloch ausatmen.

- Durch das rechte Nasenloch zügig und kräftig einatmen. Wieder mit dem Daumen das rechte Nasenloch schließen, die Luft anhalten und bis drei zählen. Den Ringfinger lösen und durch das linke Nasenloch ausatmen. Damit ist ein Zyklus abgeschlossen.

- Fünf- bis zehnmal mit geschlossenen Augen wiederholen. Dann die rechte Hand auf das rechte Knie legen. Bleiben Sie einen Moment bequem sitzen, und genießen Sie das ruhige, entspannte Gefühl. Spüren Sie, wie sich Ihre Nase innen anfühlt.

Meeresatmung (Ujjayi-Atmung)

Wenn diese Atemtechnik korrekt ausgeführt wird, klingt sie fast wie Meeresrauschen. Sie hilft dabei, abschweifende Gedanken wieder ins Hier und Jetzt zu holen. Konzentrieren Sie sich nur auf Klang und Gefühl des Atems.

- Sie stehen bequem oder sitzen im Schneider- oder Fersensitz im Sand. Atmen Sie mehrmals tief durch die Nase ein und aus und entspannen Sie den ganzen Körper.

- Halten Sie eine Handfläche mit geschlossenen Fingern vor das Gesicht. Atmen Sie in die Hand aus, als ob Sie einen Spiegel anhauchen.

- Einatmen, dann wieder in die Handfläche ausatmen, nun aber mit geschlossenem Mund, sodass die Luft durch die Nase ausströmt. Machen Sie den Kehlkopf dabei eng, sodass die Atemluft einen Reibelaut erzeugt.

- Beide Arme bequem hängen lassen. Mit geschlossenen Augen fünf Minuten lang tief durch die Nase einatmen und mit Reibelaut ausatmen.

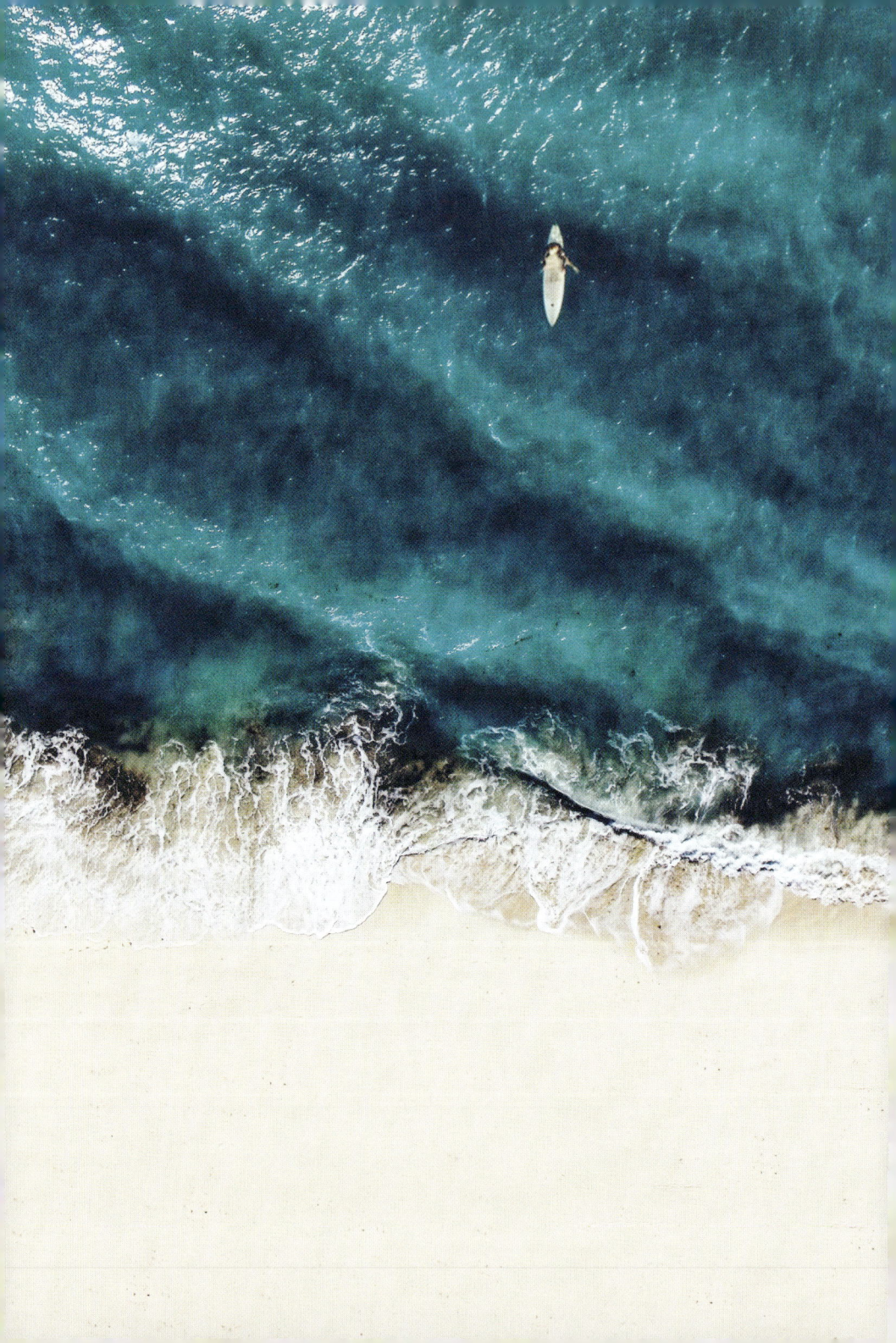

FITNESSTRAINING AM STRAND

Viele Studien haben gezeigt, dass Bewegung in der Natur Körper und Seele mehr Nutzen bringt als Training in geschlossenen Räumen (siehe Seite 46–54). Im Jahr 2003 wurde für sportliche Aktivitäten in der Natur sogar der Begriff »grünes Training« geprägt. Wahrscheinlich hat jede natürliche Umgebung eine ähnliche Wirkung.[144] Aus einer Studie geht hervor, dass die Wirkung in einer Umgebung mit Wasser sogar größer sein könnte.[76]

Im Wasser

Bewegung im Wasser ist besonders vorteilhaft für ältere Menschen und Personen, die an Arthritis oder Gelenkschmerzen leiden oder kürzlich operiert wurden. Im Wasser fühlt man sich leichter, und die Gelenke werden kaum belastet.

Bewegung im Wasser stärkt die Ausdauer, die Kraft und die Beweglichkeit. Sie fördert die Fettverbrennung und die Durchblutung und kann zur Heilung von Muskeln und Gelenken beitragen. Man möchte meinen, dass der Trainingseffekt im Wasser geringer ist, aber die Forschung beweist das Gegenteil. Durch den Wasserwiderstand erscheint der Kraftaufwand geringer als er tatsächlich ist. Und wegen der vermeintlichen Schwerelosigkeit ist eine größere Bandbreite von Bewegungen möglich, was die Gelenkigkeit verbessert. Sogar die Lunge wird trainiert, weil sie beim Einatmen gegen den Widerstand des Wassers mehr arbeiten muss als an Land.

Weil Training im Wasser nicht belastet und sich auf jeden Fitnessgrad abstimmen lässt, eignet es sich für jeden. An heißen Tagen ist das Wasser außerdem angenehm erfrischend.

Schwimmen

Schwimmen ist ein großartiges Training für Menschen jedes Alters und Fitnessgrades. Beim gemütlichen Schwimmen werden so viele Kalorien verbrannt wie bei einem moderaten Spaziergang, aber weil das Wasser das Körpergewicht trägt, belastet Schwimmen die Gelenke wenig. Es eignet sich darum besonders für Menschen mit Übergewicht oder mit Knie- oder Sprunggelenkbeschwerden. Das Wasser setzt den Bewegungen einen Widerstand entgegen, sodass sich ein guter Trainingseffekt bei äußerst geringem Verletzungsrisiko einstellt.

Gemütliches Schwimmen ist entspannend, meditativ und hilft darum beim Stressabbau – bei gleichzeitigem Herz-Kreislauf-Training. Wer länger nicht geschwommen ist, sollte mit fünf bis zehn Minuten beginnen und sich auf die Koordination und die Atmung konzentrieren. Im Meer empfiehlt sich eine Schwimmbrille zum Schutz der Augen vor Salzwasser. Informieren Sie sich vorher über Strömungen und achten Sie auf die Beflaggung an bewachten Stränden. Ob Sie einfach umherschwimmen oder mit Flossen und Schnorchel die Unterwasserwelt erkunden: Schwimmen ist ein tolles Training.

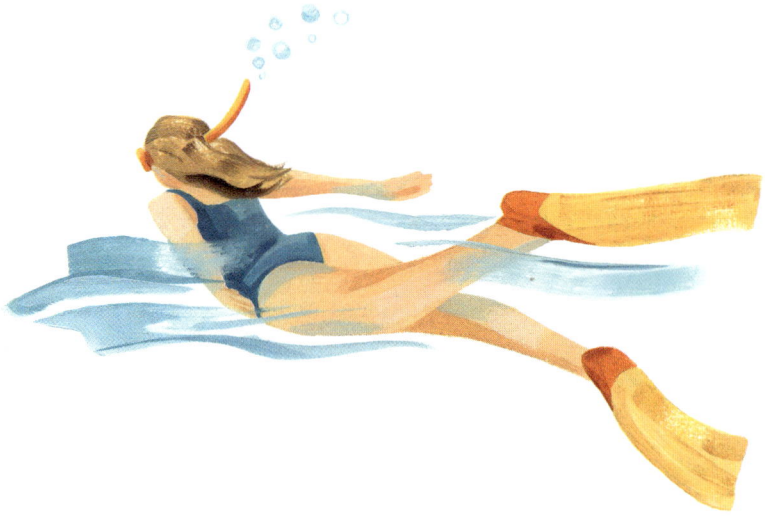

Aquajogging

Aquajogging ähnelt dem Laufen an Land, belastet aber die Gelenke nicht. Es kann in ausreichend tiefem Wasser mit einer entsprechenden Schwimmhilfe oder in schultertiefem Wasser mit Grund unter den Füßen durchgeführt werden. Sie laufen einfach auf der Stelle, ziehen die Knie dabei hoch und beugen sich leicht nach vorn wie beim Sprint. Laufen Sie in regelmäßigem Rhythmus so schnell, dass sich Ihr Puls beschleunigt, und halten Sie »das Tempo« so lange wie möglich durch.

Sie können die Arme einbeziehen. Die Arme anwinkeln und gegenläufig bewegen wie beim schnellen Laufen, dabei die Schultern ruhig halten. So trainieren Sie zusätzlich Bizeps, Trizeps und Bauchmuskeln.

Surfen und Bodyboarden

Diese beiden Sportarten sind anstrengender. Sie tauchen – im übertragenen und im Wortsinne – ganz im Wasser ein und nehmen es mit allen Sinnen wahr. In gewisser Weise können Sie durch die körperliche Berührung mit dem Wasser und die Beschäftigung mit Wind und Wellen in eine andere Welt abtauchen und Abstand zum Alltag – und zum festen Land – gewinnen (siehe Seite 33). Das kann beruhigend wirken und helfen, Probleme oder Situationen objektiver zu betrachten.

Der erforderliche Kraftaufwand dieser Sportarten spricht nicht jeden an, aber der direkte Kontakt mit den Wellen kann wohltuend für Körper und Seele sein. In einer Studie mit Kriegsveteranen, die an Posttraumatischen Belastungsstörungen litten, gaben einige Probanden an, die Wellen hätten »negative Emotionen weggespült«. Beim Surfen traten die psychischen Probleme in den Hintergrund, die Patienten fühlten sich abgelenkt und entlastet. Es half ihnen außerdem dabei, sich von ihren Leiden und Erinnerungen nicht erdrücken zu lassen.

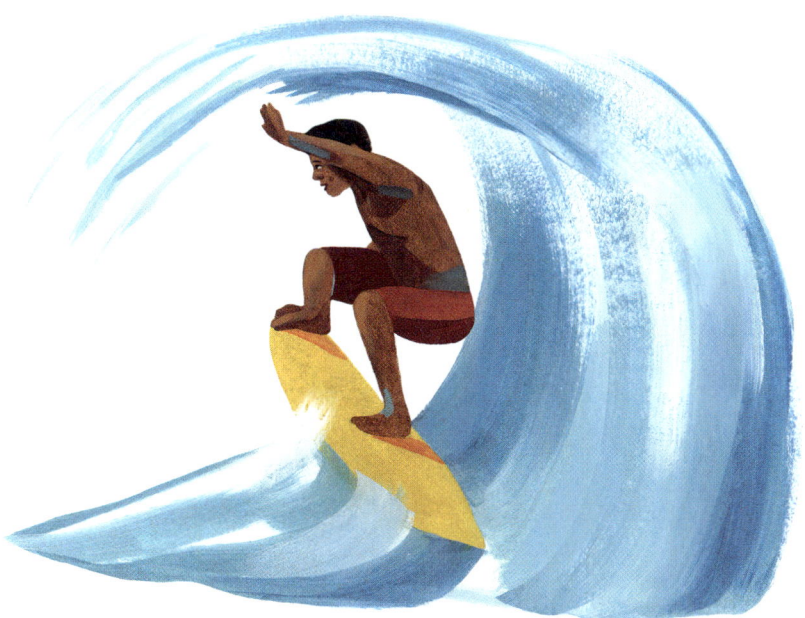

AM STRAND

Im Sand sind Bewegungen anstrengender als auf festem Boden. Der Sand gibt auf Druck nach, darum werden für jede körperliche Bewegung mehr Kraft und Energie benötigt. Folglich ist jede Übung anstrengender, es werden mehr Kalorien verbrannt und mehr Muskeln aufgebaut. Sand fängt aber beim Springen und Joggen auch einen Teil des Körpergewichts ab, darum werden die Gelenke, vor allem Knie, Hüften und Sprunggelenke, weniger belastet.

Sie können am Strand hüpfen, Frisbee oder Volleyball spielen, laufen, ein volles Workout absolvieren oder einfach am Wasser entlang spazieren gehen. Jede Bewegung bekommt durch den Sand einen stärkeren Effekt. Wenn Sie nicht schon überdurchschnittlich fit sind, bleiben Sie in der Nähe des Wassers, wo der Sand fester ist. Wer die Herausforderung sucht, trainiert weiter oben auf trockenem Sand. Dort ist wegen der unebenen, weichen Oberfläche jede Übung schwieriger.

Lassen Sie sich am Strand vom kühlen Seewind nicht täuschen. Unterschätzen Sie die Wirkung von Temperatur und UV-Strahlung nicht und trainieren Sie nicht in der Mittagshitze, sondern lieber morgens oder abends. Trinken Sie reichlich Wasser und denken Sie vor allem um die Tagesmitte an eine Kopfbedeckung und Sonnenschutzmittel.

Dehnübungen

Dehnübungen fühlen sich gut an und tun Körper und Seele gut. Viele Tiere dehnen und recken sich mehrmals am Tag ausgiebig; wir Menschen tun es eher selten. Dabei können schon einfache Dehnungen Anspannung lindern, für einen klaren Kopf sorgen und das allgemeine Körpergefühl verbessern. Regelmäßiges Dehnen kann die Koordination und die Beweglichkeit der Gelenke fördern, Bewegungen fallen insgesamt leichter.

Am besten wärmen Sie sich zuerst mit fünf bis zehn Minuten leichter Bewegung auf. Ein kurzer Strandspaziergang genügt. Noch besser ist es, sich nach einem Workout zu dehnen. Versuchen Sie, möglichst viele Muskeln anzusprechen, aber übertreiben Sie nicht: Dehnen Sie nur so weit, wie es noch angenehm ist. Nicht zerren oder federn. Atmen Sie dabei gleichmäßig. Wichtig ist, dass sich die Dehnung noch gut anfühlt und nicht schmerzt.

Walken oder Joggen

Im Vergleich zum Laufen auf Asphalt oder Gras ist das Joggen auf Sand viel anstrengender, aber auch effektiver. Der Sand gibt nach, wenn Sie sich abdrücken, darum geht ein Teil der Energie bei jedem Schritt im Boden verloren. Die Muskeln in Füßen und Beinen müssen also stärker arbeiten. Um Unebenheiten im Boden auszugleichen, müssen außerdem die Bauchmuskeln angespannt werden. Viele Spitzenläufer trainieren auf Sand, weil man dort einen natürlichen, sehr effizienten Laufstil entwickelt und zugleich die Rumpfmuskulatur trainiert.

Nach einem anstrengenden Training brauchen die Muskeln mehr Energie und auch Ruhe, um sich gut zu erholen. Sie verbrennen auch nach der Beanspruchung noch mehr Kalorien als gewöhnlich. Unterschätzen Sie den Kraftaufwand im Sand nicht. Gehen Sie es langsam an und wärmen Sie die Muskeln in Fußsohlen, Waden und Oberschenkeln vorher mit einigen Dehnungsübungen auf.

Es ist verlockend und grundsätzlich auch ratsam, am Strand barfuß zu laufen, aber Vorsicht: Die Muskeln in Ihren Fußsohlen sind zu Beginn an so viel Anstrengung möglicherweise nicht gewöhnt. Starten Sie lieber in Schuhen und ziehen Sie sie nur in den letzten zehn Minuten aus. Laufen Sie barfuß auf dem festeren Sand in der Nähe des Wassers, wo die Füße nicht so tief einsinken, und achten Sie auf spitze Steine, Muscheln und Treibholz.

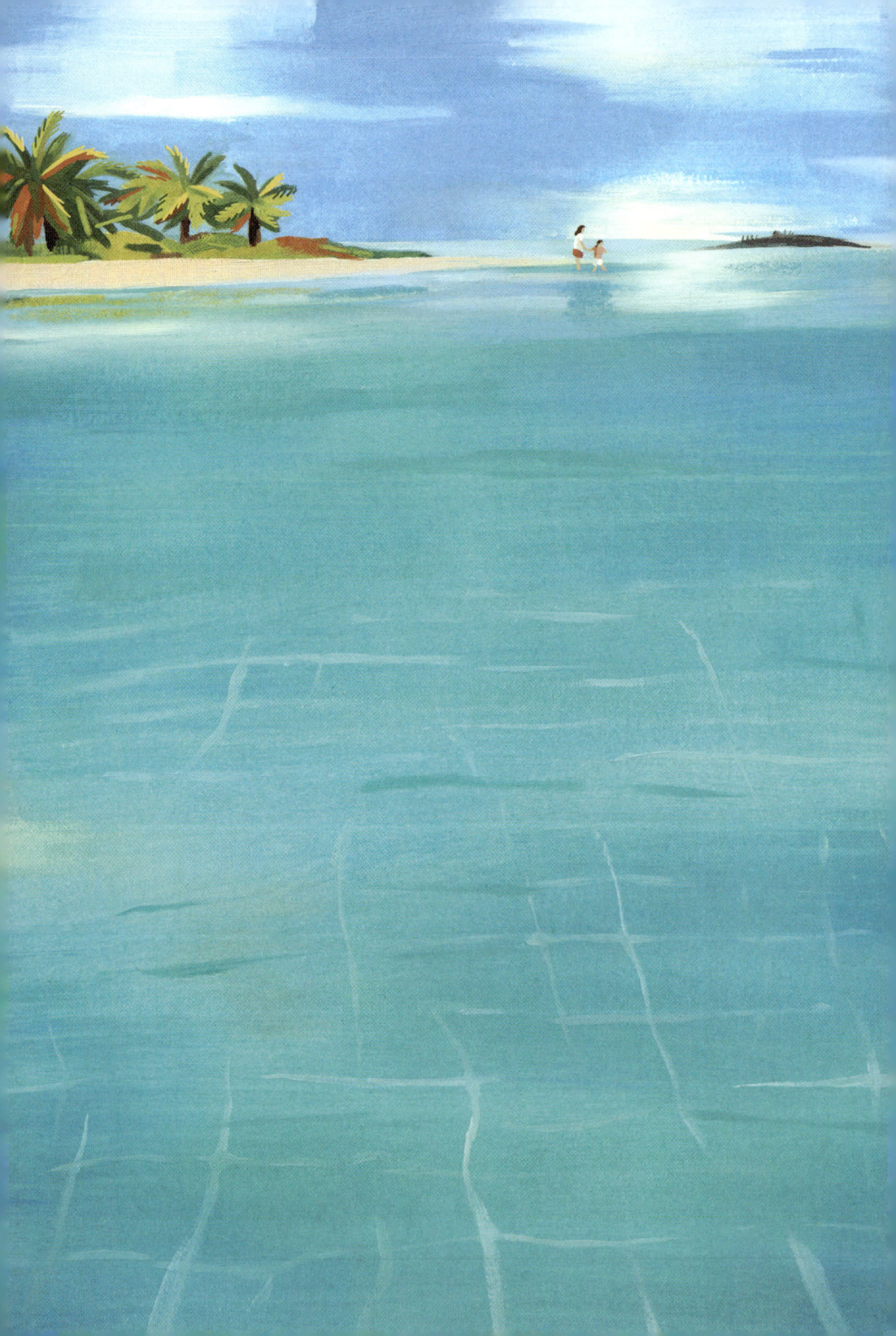

KAPITEL 5

Das Meer für zu Hause

»Man kann kein Meer überqueren, wenn man nur am Ufer steht und auf das Wasser schaut.«

— Rabindranath Tagore

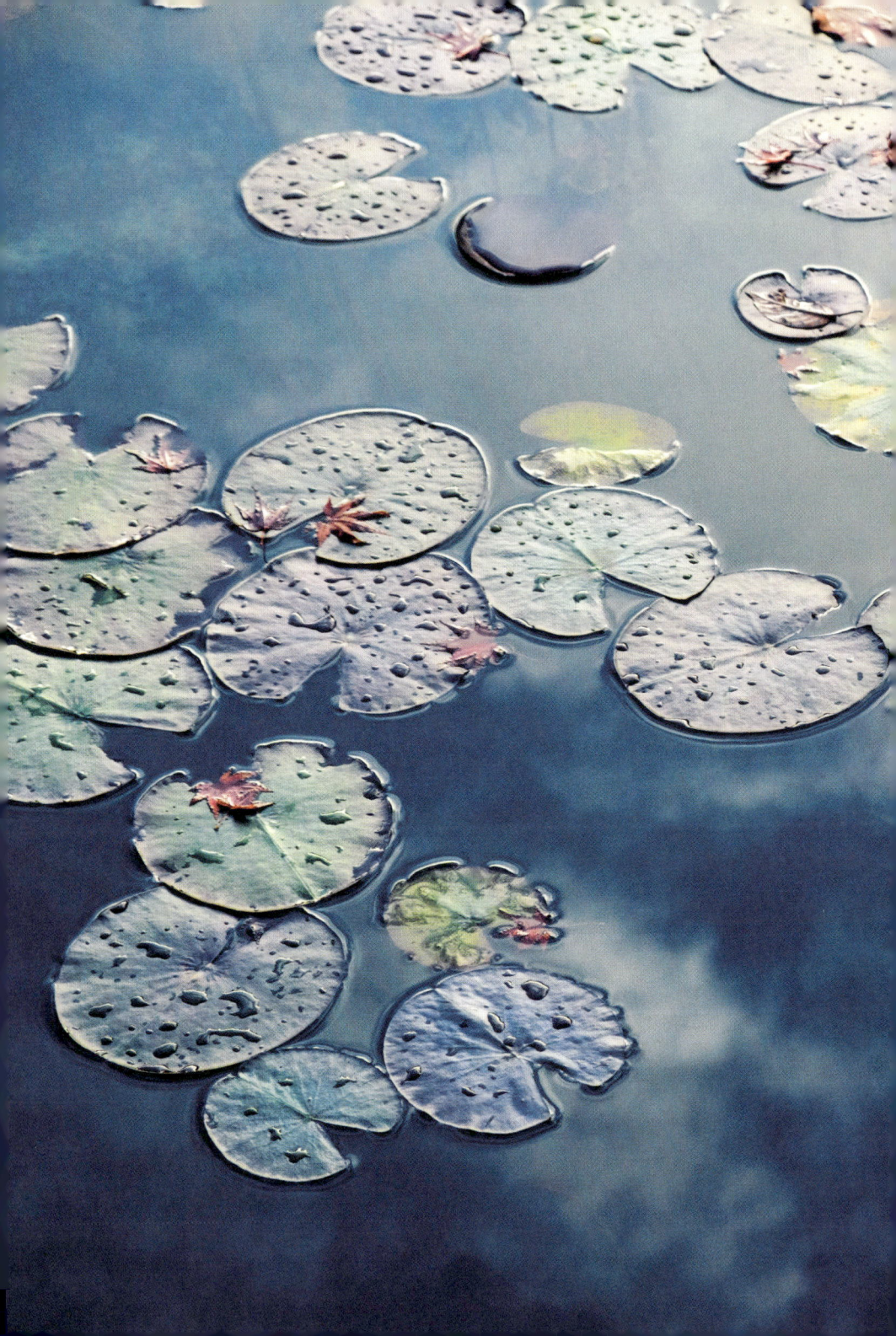

Wir haben gesehen, wie viel Gutes ein Tag am Meer für Körper und Seele tun kann. Leider können wir nicht so viel Zeit dort verbringen, wie wir gern möchten. Meist sind es Beruf und andere Alltagspflichten, die unsere freie Zeit einschränken. Viele ältere, behinderte oder kranke Menschen haben quasi gar keine Möglichkeit, frische Seeluft zu atmen, Seevögel zu beobachten oder einfach aufs Wasser zu schauen. Und schließlich wohnen viele Menschen so weit von der nächsten Küste entfernt, dass regelmäßige Besuche einfach nicht machbar sind.

Wie schon erwähnt, können aber ein eigenes Aquarium (siehe Seite 82) oder ein Besuch in einem öffentlichen Aquarium (siehe Seite 76–77) die Stimmung bereits verbessern und Stress abbauen. Sogar ein virtuelles Aquarium mit tropischen Fischen kann als Bildschirmschoner oder auf einem separaten Bildschirm Momente der Entspannung im Büro schenken. Es gibt noch viel mehr Möglichkeiten, den positiven Einfluss des Wassers auch zu Hause zu genießen, etwa mit einem Picknick an einem See, einem Salzwasserbad daheim oder in einer Therme, mit einer Algen-Gesichtsmaske oder einer Portion gesunder, gegrillter Sardinen.

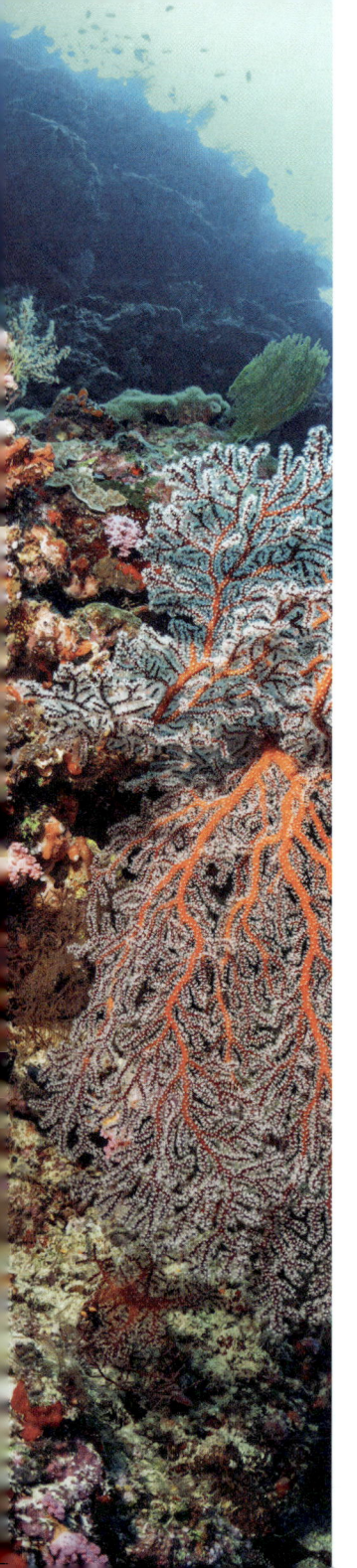

VIRTUELLE REALITÄT

Neuere Studien lassen vermuten, dass sogar eine
virtuelle Umgebung mindestens teilweise die Wohl-
taten eines Aufenthalts am Meer simulieren kann.[3,115]
Als Virtuelle Realität (VR) bezeichnet man eine drei-
dimensionale, computergenerierte Umgebung, in der
der Nutzer interagieren kann.[146] Man kennt sie von
Computerspielen und als Ausbildungshilfe (z. B. Flug-
simulatoren für Piloten). Sie wird aber auch schon zur
psychologischen und medizinischen Behandlung von
Phobien oder als Ablenkungstherapie bei Schmerzpa-
tienten eingesetzt.[147]

Virtuelle erholsame Umgebung

Wissenschaftler arbeiten inzwischen mit Ärzten zusammen, um die Möglichkeiten einer »virtuellen erholsamen Umgebung« auszuloten. Gemeint sind fried-
liche, schöne Naturszenerien, die zur Linderung von
Stress und Nervosität oder zur Erholung nach mentaler
Erschöpfung eingesetzt werden könnten.[147] In einer
Studie wurde untersucht, ob und wie eine virtuelle
Meeresszenerie – ein Küstenpfad mit Meerblick, Strand
und angrenzenden Grünflächen – die Wahrnehmung
von Zahnschmerzen beeinflussen kann.

Die Forscher stellten fest, dass die Patienten, die
sich in der virtuellen Meeresumgebung bewegt hatten,
weniger Schmerz empfanden als Vergleichsgruppen,
denen eine Stadtszenerie oder keine virtuelle Umgebung präsentiert wurde, sondern nur eine konven-
tionelle Zahnbehandlung.[148] Virtuelle Küstenszenen
wurden auch in physischen Rehabilitationsmaßnah-
men eingesetzt. Eine virtuelle maritime Umgebung
mit interaktiven Elementen kann die Erholung nach
Operationen beschleunigen und Amputierte motivieren, therapeutische Übungen innerhalb des Programms
auszuführen. Solche Übungen sind vor allem nützlich,
um in der Wartezeit auf die Anpassung einer Prothese
dem Muskelabbau vorzubeugen.[147]

Reale blaue Räume

Auch andere virtuelle Umgebungen werden derzeit
erforscht. Für das BlueHealth-Projekt[149] etwa werden
mit 360°-Kameras Videoaufnahmen gemacht, um
Menschen, die die realen Orte nicht besuchen können,
immerhin ein virtuelles Erleben zu ermöglichen. Quali-
tativ hochwertige Videos, die an Land, in der Luft und
unter Wasser gedreht und zu verschiedenen Sequenzen
zusammengeschnitten werden – von beruhigenden
Stränden bis zu belebten Korallenriffen –, sorgen für
ganz unterschiedliche Erfahrungen. Man hofft, mit
diesen Videos das Wohlbefinden von Menschen zu verbessern, die aus Alters- oder Gesundheitsgründen ans
Haus gebunden sind, etwa auch Bewohnern von Senio-
renheimen. So soll jeder den Gesundheitswert, den ein
»Ausflug ans Meer« bietet, nutzen können – real oder
eben virtuell.

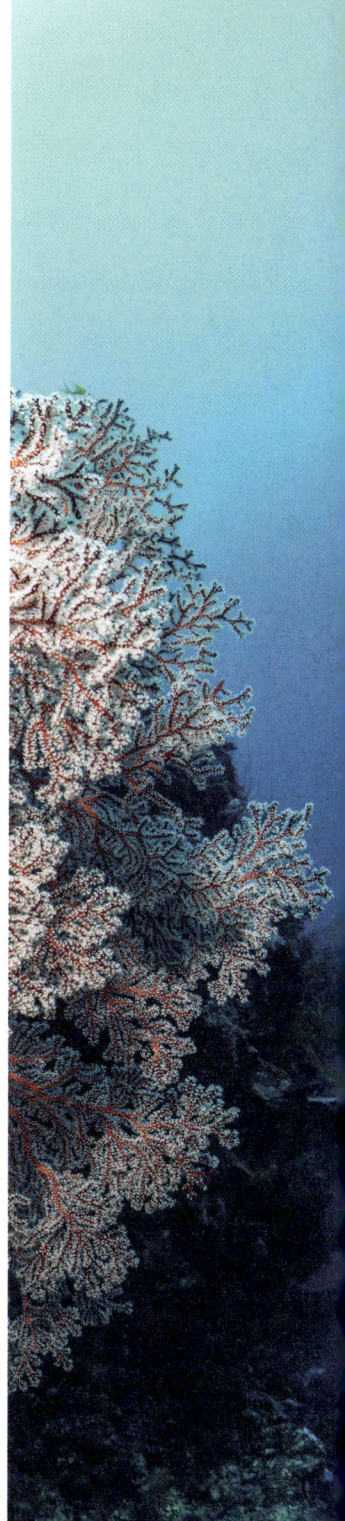

Wasser in der Stadt

Ein Tag an der Küste bietet die Möglichkeit, einmal »weg von allem«
zu sein, und wirkt darum enorm entspannender und stresslindernder
als die meisten anderen kleinen Fluchten im Alltag. Wasser in der
Stadt kann sich zwar mit dem echten Meer nicht messen, bietet aber
doch einen gewissen Ersatz. Das ist wichtig, weil die Städte stetig
wachsen und immer weniger Möglichkeiten bieten, den Erholungswert der Natur zu genießen. Inzwischen erkennen auch Städteplaner,
wie wichtig natürliche oder naturnahe Elemente – Parks, Gärten,
Brachflächen und vor allem Wasser – für die Gesundheit der Stadtbewohner sind.

Von den Hängenden Gärten Babylons bis heute hat Wasser immer
eine wichtige Rolle in der Gestaltung von Gärten, Parks und öffentlichen Anlagen gespielt. Sein ästhetischer Wert wird seit Jahrhunderten
geschätzt. Wasser zieht die Menschen an und fasziniert sie. Menschen,
vor allem Kinder, werden von Wasser magisch angezogen: Wir pickni-
cken an Seen, Teichen oder Springbrunnen, oder sitzen einfach still da
und schauen aufs Wasser, wenn sich die Gelegenheit bietet. Wasser in
der Stadt schafft Raum für Begegnung und Erholung. In allen Städten
der Welt sieht man Grüppchen von Menschen, die an Brunnen sitzen
oder am Wasser spazieren gehen.

Viele Studien belegen, wie wichtig uns Wasser in der Landschaft
ist – Seen, Teiche und Flüsse – und welche Gefühle es auslöst. In einer
Studie[150] beurteilten Teilnehmer Fotos von Stadt- und Landschaftsmo-
tiven deutlich positiver, wenn darauf Wasser zu sehen war (siehe auch
Seite 28–29). Stadtmotive mit Wasser wurden im Hinblick auf ihre
erholsame Wirkung etwa gleich bewertet wie Landschaftsmotive ohne
Wasser. Bei ähnlichen Motiven mit und ohne Wasser wurden jene mit
Wasser besser bewertet.

Andere Studien haben gezeigt, dass auch der Grad der »Natürlich-
keit« Einfluss darauf hat, wie gut uns Szenen mit Wasser gefallen. Je
größer die Wasserfläche, desto positiver wird sie bewertet. Besonders
attraktiv wirken Gewässer mit natürlichem Uferbewuchs, mit Felsen
oder Findlingen und mit unregelmäßiger Kontur. Diese Merkmale
vermitteln den Menschen ein stärkeres Gefühl von Ruhe. Wer also
nicht die Möglichkeit hat, ans Meer zu fahren, kann stattdessen einen
Spaziergang oder ein Picknick an einem See, Teich oder Fluss in der
Nähe planen.

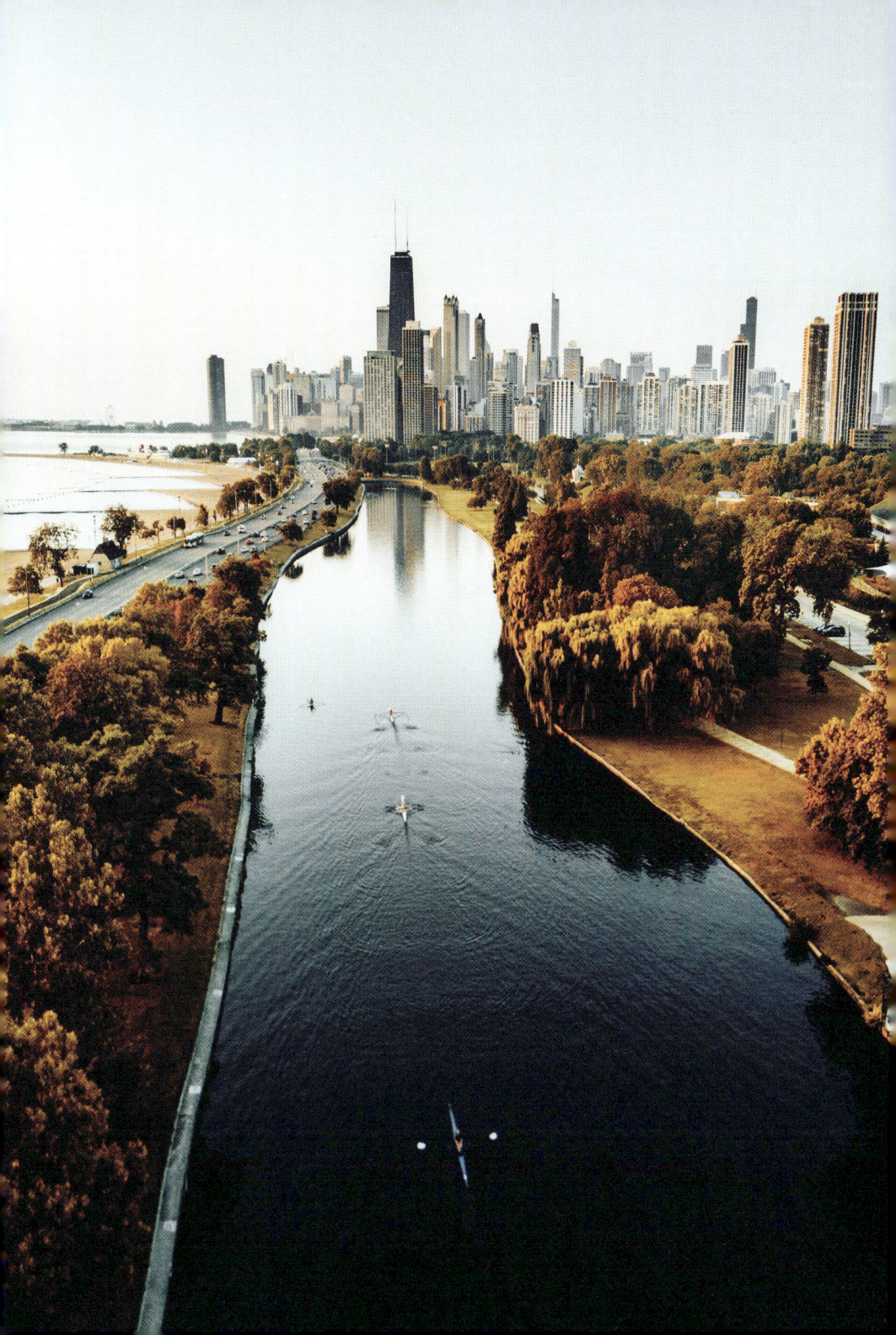

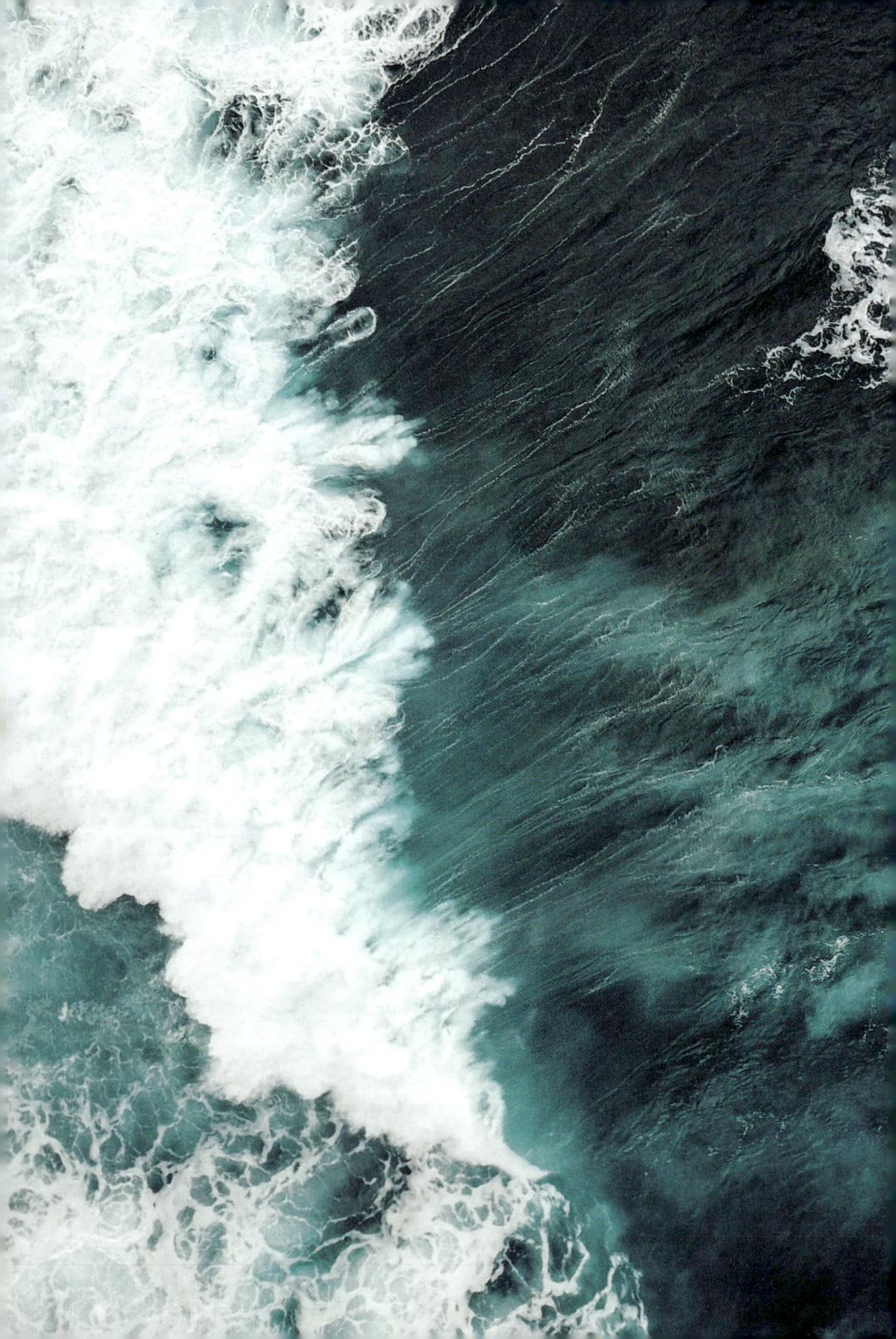

Entspannendes Rauschen

Es ist wissenschaftlich belegt, dass Wellenrauschen die Gehirnströme verändert. Naturgeräusche beeinflussen den Flucht-oder-Kampf-Reflex und den Parasympathikus sowie die Ruheaktivität des Gehirns. Bei Probanden, die Naturgeräusche hörten, erhöhte sich die Gehirnleistung (Konnektivität) in Form von nach außen gerichteter Aufmerksamkeit. Durch künstliche Geräusche wurde die Aufmerksamkeit nach innen gerichtet, ähnlich wie bei Ängstlichkeit, Posttraumatischer Belastungsstörung und Depressionen. Naturgeräusche bewirkten eine höhere Aktivität des Parasympathikus, und die Probanden konnten Aufgaben, die Konzentration erfordern, besser lösen als die Vergleichsgruppe.[151]

MEERESRAUSCHEN GEZIELT EINSETZEN

CDs mit Meeresrauschen sind eine gute Entspannungshilfe. Sie eignen sich als Hintergrundgeräusch für ruhige Aktivitäten wie Lesen, Meditation oder Yoga, können aber auch bei Stress und Nervosität hilfreich sein. Am Arbeitsplatz schaffen sie eine stressfreie Atmosphäre, die sowohl der Konzentration als auch der Kreativität zuträglich ist.

BESSER SCHLAFEN

Viele Menschen können bei Wellenrauschen besser einschlafen. Plötzliche Geräusche wie Telefonklingeln werden vom Gehirn als mögliche Bedrohung wahrgenommen und fordern darum Aufmerksamkeit. Sanft an- und abschwellende Geräusche wie Meeresrauschen lenken das Gehirn nicht ab, darum kann Meeresrauschen von CDs verwendet werden, um eine störende Geräuschkulisse zu übertönen. Auch Tinnituspatienten werden Tonträger mit Meeresrauschen empfohlen.

WEM NÜTZT ES?

Meeresrauschen als Einschlaf- und Entspannungshilfe kann nahezu jedem Menschen nützen. Es beruhigt Säuglinge, weil es störende Geräusche überlagert, und hilft Schulkindern, die sich durch Fremdgeräusche leicht ablenken lassen, sich beim Lernen zu konzentrieren.

Visualisierung

Diese Übung können Sie fast überall durchführen. Ihr Entspannungswert beruht darauf, dass Sie vor dem geistigen Auge eine Strandszenerie heraufbeschwören.

   Die Meditation ist vielen Menschen vertraut. Visualisierungstechniken sind weniger bekannt, können die Entspannung aber gut unterstützen. Bei der Meditation werden Körper und Geist in einen tiefen Ruhezustand versetzt – wenig tun, um viel zu erreichen. Bei der Visualisierung sind Sie aktiver. Sie lenken Ihre Gedanken, um ein Bild heraufzubeschwören, und nutzen die Fantasie, um sich Wahrnehmungen aller Sinne vorzustellen.

1. Legen Sie einige Dinge bereit, die Sie ans Meer erinnern: Muscheln, Strandkiesel, Strandglas oder ein Döschen mit Sand. Schauen Sie die Dinge einige Minuten lang an. Eine CD mit Meeresrauschen kann dabei sehr hilfreich sein, es geht aber auch ohne Requisiten. Sitzen Sie einfach ruhig und bequem und schließen Sie die Augen.

2. Atmen Sie einige Male langsam und tief ein und aus. Konzentrieren Sie sich ganz auf die Atmung, auf das Heben und Senken des Brustkorbs und des Bauchs, und schieben Sie störende Gedanken beiseite. Spüren Sie, wie kühle Luft durch die Nase einströmt und sie angewärmt wieder verlässt. Steuern Sie Ihre natürliche Atmung nicht, sondern nehmen Sie sie nur wahr.

3. Spüren Sie in den Körper hinein, um festzustellen, ob Muskeln angespannt oder gar verkrampft sind. Achten Sie besonders auf Gesicht, Kiefer und Zunge. Lassen Sie bei jedem Ausatmen Spannung entweichen. Sie spüren, wie sich allmählich der ganze Körper entspannt.

4. Holen Sie sich nun ein Bild des Meers vor Ihr geistiges Auge. Alle Sinne sollen an dieser Fantasiereise beteiligt sein.

- Spüren Sie den kühlen Sprühnebel auf dem Gesicht.
- Lauschen Sie dem rhythmischen An- und Abschwellen des Meeresrauschens.
- Riechen Sie den herb-salzigen Duft des Meers.
- Beobachten Sie das Spiel des Sonnenlichts auf dem Wasser, die Bewegung der blauen und grünen Flecken, das Anschwellen der Wellen.
- Schmecken Sie das Salz auf den Lippen.

5. Versenken Sie sich einige Minuten in die Schönheit des Ozeans, die bis an den Horizont reicht. Lassen Sie Gefühle wie Staunen oder Ehrfurcht zu.

6. Stellen Sie sich nun vor, Sie stünden am Strand, das Gesicht dem Meer zugewandt. Spüren Sie den körnigen Sand unter den Füßen und den Wind im Gesicht. Die Sonne scheint warm auf Ihren Rücken, und im ganzen Körper breitet sich beruhigende Entspannung aus. Schauen Sie zu, wie sich Wellen aufbauen, brechen und wieder zurückziehen. Hören Sie dem hypnotischen Auf und Ab zu – es beruhigt Ihren Geist.

7. Stellen Sie sich vor, einige Schritte vorwärts zu gehen. Der Sand gibt unter den Füßen nach und wird zum Wasser hin immer kühler. Sie hören Möwen in der Ferne schreien. Eine Welle rollt über Ihre Füße. Kühles, erfrischendes Wasser umspült Ihre Zehen und Knöchel, und es kitzelt, wenn der Sand sich unter den Sohlen bewegt. Bleiben Sie so lange stehen, wie Sie mögen, und spüren Sie dem Wasser nach, das rhythmisch über Ihre Füße fließt und wieder weicht.

8. Am Ende wenden Sie Ihre Aufmerksamkeit wieder der Atmung zu und nehmen langsam Ihren Körper wieder wahr.

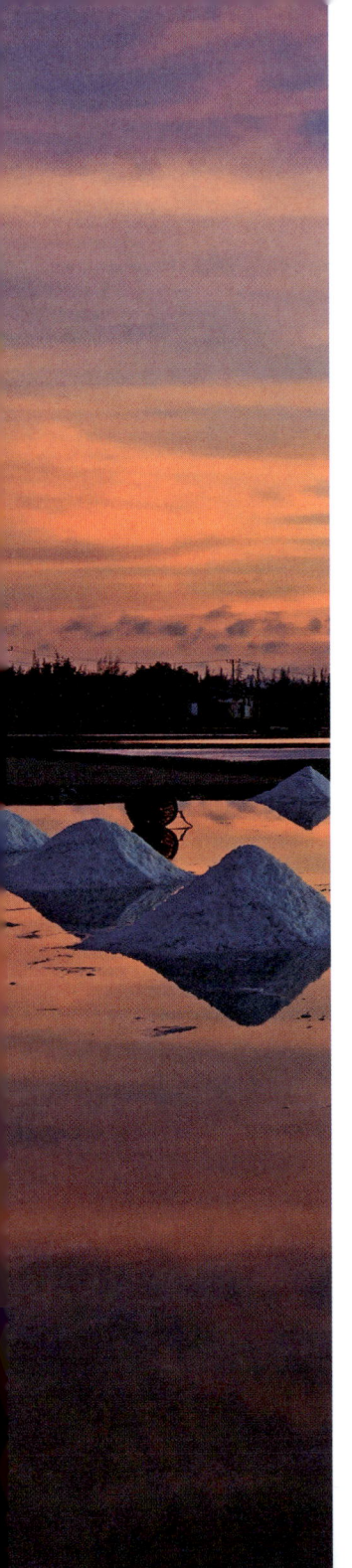

Salzbehandlungen zu Hause

Salz zählte einmal zu den teuersten Gütern der Welt. Es gab eine Zeit, als es Menschen reich machte. Es wurde nicht nur zum Würzen von Speisen verwendet, sondern wird auch seit Urzeiten wegen seiner heilenden Eigenschaften geschätzt. Schon um 2700 v. Chr. wurde in China das *Bencao gangmu* veröffentlicht, das älteste bekannte Werk über Heilkräuter. Darin werden über 40 verschiedene Salze beschrieben, einschließlich ihrer Gewinnung und Anwendung.

In der Antike wurden Muskelschmerzen und Arthritis mit warmem Salzwasser behandelt. Salzlösung wendete man äußerlich gegen verschiedene Hautprobleme wie Schuppenflechte, Akne und Sommersprossen an. Hippokrates empfahl Bäder in Meerwasser wegen ihrer heilenden Wirkung. Der römische Arzt Pedanios Dioscorides veröffentlichte das Werk *De Materia Medica*, in dem er Salz als wirksame Behandlung für Wunden, Insektenstiche und Verdauungsbeschwerden beschrieb.

1750 veröffentlichte der britische Arzt Richard Russell die Dissertation *De Tabe Glandulari* in lateinischer Sprache. Darin empfahl er Meerwasser zur Behandlung vergrößerter Lymphknoten. Er eröffnete eine Praxis in dem Küstenort Brighton, behandelte seine Patienten mit Meerwasserbädern und ließ sie es sogar trinken (siehe Seite 43). Dass Bade- und Trinkkuren am Meer in der zweiten Hälfte des 18. Jahrhunderts in England groß in Mode waren, geht nicht zuletzt auf Russell zurück.

Neben der Heilwirkung wird auch der kosmetische Wert von Salz seit langer Zeit geschätzt. Kleopatra soll, neben Bädern in Milch, im mineralstoffreichen Wasser aus dem Schwarzen Meer gebadet haben, dem sie magische Heilkräfte zuschrieb und das sie als Quelle ihrer Schönheit ansah. Schon damals stand Salz im Ruf, die Haut weich und glatt zu machen und Fältchen zu mindern.

Magnesium als Wirkstoff

Meerwasser ist reich an Magnesium. Viele Menschen meinen, dass kurze Bäder im Meerwasser ausreichen, damit der Körper durch die Haut die nötige Menge an Magnesium aufnehmen kann.

Magnesium hat von den lebenswichtigen Mineralstoffen im menschlichen Körper den viertgrößten Anteil. Jede Körperzelle braucht es, um zu funktionieren. Es stärkt Knochen und Zähne, wird zur Energiegewinnung benötigt, reguliert den Blutzuckerspiegel und den Blutdruck, ist für die Leitung von Nervenimpulsen und den normalen Herzrhythmus nötig. Ein Mangel kann sich durch Muskelkrämpfe, PMS, Kopfschmerzen und einen zu hohen Cholesterinspiegel bemerkbar machen.

Wir nehmen Magnesium zwar größtenteils durch die Nahrung auf, aber es wird im Verdauungtrakt nicht immer gut resorbiert. Das gilt vor allem für Menschen mit gleichzeitigem Vitamin-D-Mangel, gestörter Darmflora oder verschiedenen anderen Krankheiten. Wir können Magnesium aber auch über die Haut aufnehmen. Für alle, die nicht regelmäßig im Meer baden können, gibt es verschiedene Produkte für die Anwendung daheim (siehe Seite 130–135).

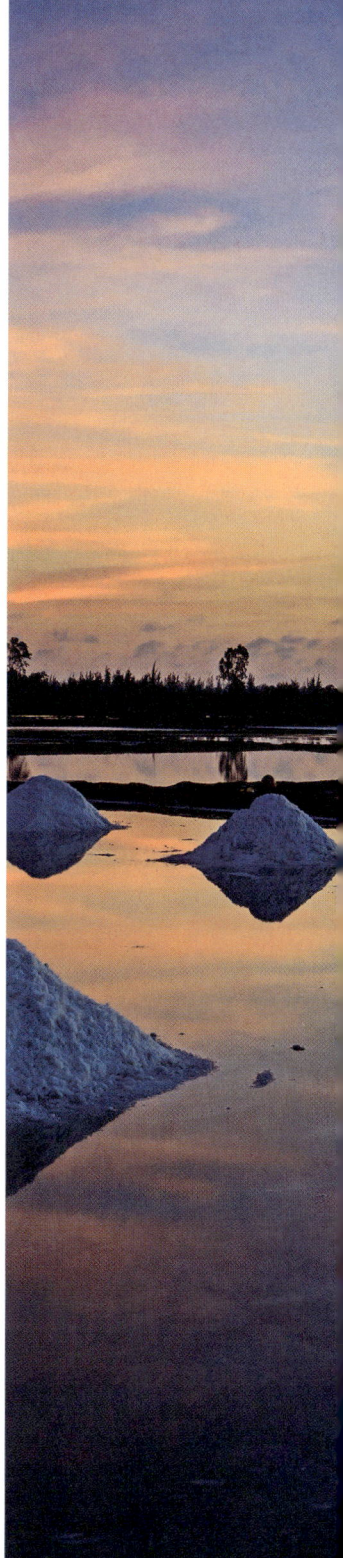

SALZBÄDER, SPRAYS UND PEELINGS

Der Fachhandel bietet zahlreiche Heil- und Pflegeprodukte an, mit denen man auch im heimischen Badezimmer Salz- und Magnesiumbehandlungen durchführen kann. Wer solche Produkte selbst herstellt – was ganz einfach ist –, kann sicher sein, dass sie keine künstlichen Duftstoffe oder andere unerwünschte Chemikalien enthalten.

Es gibt viele verschiedene Arten von Meersalz mit jeweils unterschiedlichen Eigenschaften und Wirkungen. Für die Rezepte ab Seite 132 kann jedes der folgenden Salze verwendet werden:

- **Epsom-Salz** – Magnesiumsulfat. Es wird häufig von Sportlern gegen Muskelschmerzen angewandt, kostet nicht viel und eignet sich gut für Magnesiumbäder.

- **Totes-Meer-Salz** – Seit der Antike reisen Menschen ans Tote Meer, um Hautkrankheiten zu behandeln oder ihre Haut zu verschönern. Salz aus dem Toten Meer soll 21 Mineralien enthalten, darunter Magnesium, Kalium und Kalzium.

- **Rotes Alaea-Salz** – Auch rotes Hawaiisalz. Die Mischung aus Meersalz und roter Vulkanerde soll entgiftend wirken und wird zur Behandlung von Hautunreinheiten verwendet. Die Ureinwohner von Hawaii betrachteten die Vulkanerde als heilig und setzten sie zur Behandlung von Knochenbrüchen, Insektenstichen und Verbrennungen ein.

- **Black Lava-Salz** – Auch schwarzes Hawaiisalz. Die Mischung aus Meersalz und Aktivkohle aus Kokosnussschalen wird für entgiftende Bäder empfohlen. Aktivkohle soll Hautfett und Schmutz binden und so Akne und Unreinheiten lindern. Auch aus Island ist schwarzes Salz mit Aktivkohle im Handel.

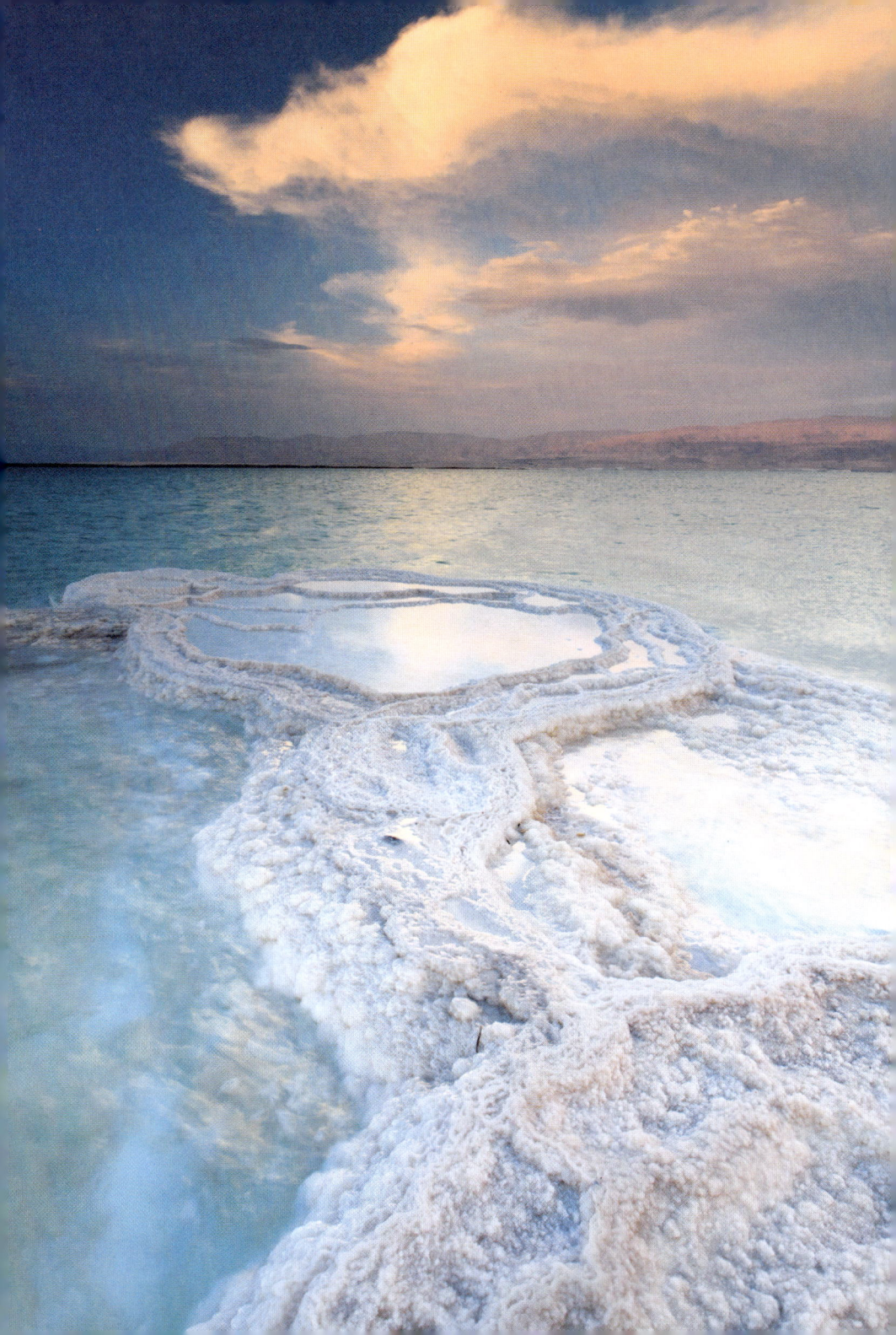

Meersalzspray

Menschen, die ihre Gesichtshaut mit Meerwasser behandeln, stellen oft fest, dass die Haut schöner wird und Unreinheiten abklingen. Die im Salz enthaltenen Mineralien können außerdem die Haut nähren. Dieses Spray wirkt angenehm erfrischend. Es kann für das Gesicht oder den ganzen Körper verwendet werden.

1 EL Meersalz
1 Prise Epsom-Salz
¼ l frisch abgekochtes Wasser
1–3 Tropfen ätherisches Öl, z. B. Teebaumöl oder Lavendelöl (nach Belieben)

Die Salze ins heiße Wasser geben und rühren, bis sie aufgelöst sind. Abkühlen lassen. Nach Belieben das ätherische Öl zufügen. In einen Zerstäuber oder eine Flasche füllen. Täglich auf die Haut sprühen oder mit einem Wattebausch auftragen.

Magnesiumöl

Streng genommen handelt es sich um eine Mischung aus Magnesium und Wasser, aber sie hinterlässt auf der Haut ein leicht öliges Gefühl. Sie versorgt den Körper mit wertvollem Magnesium. Bei den ersten Anwendungen kann ein leichtes Kribbeln auftreten, das aber bald nachlässt.

125 g Magnesiumchlorid (Flocken)
125 ml frisch abgekochtes Wasser

Das Magnesiumchlorid ins heiße Wasser geben und unter Rühren auflösen. Abkühlen lassen. In einen Zerstäuber füllen und täglich auf Arme, Beine und Bauch sprühen. Auf der Haut trocknen lassen oder nach 20 Minuten abspülen.

Fußpeeling mit Magnesium und Lavendel

Das Peeling spendet Feuchtigkeit und wirkt bei trockener, gereizter Haut angenehm kühlend und beruhigend. Wählen Sie für dieses Rezept eine unparfümierte, pH-neutrale Flüssigseife auf Olivenölbasis, die die Haut nicht austrocknet und den Lavendelduft nicht überlagert.

4 EL Oliven- oder Mandelöl
1 TL Flüssigseife
10–15 Tropfen ätherisches Lavendelöl
250 g Epsom-Salz oder
    Magnesiumchloridflocken

Öl, Seife und ätherisches Öl gut verrühren. Das Salz unterrühren. Die Mischung in ein luftdicht schließendes Behältnis füllen. Für ein Fußpeeling einen Teelöffel der Mischung verwenden und vor allem verhornte Partien damit behandeln. Nach der Anwendung mit klarem Wasser abspülen.

SALZBÄDER

Meerwasserbäder sind ausgesprochen beruhigend und wohl die einfachste Methode, die Vorzüge von Meersalz zu genießen. Sie werden seit Jahrhunderten zur Behandlung der folgenden Beschwerden empfohlen:

• Muskelschmerzen

• Stress

• Kopfschmerzen

• Durchblutungsstörungen

• Hautprobleme wie Akne oder Ekzeme

• Trockene Haut

• Atembeschwerden

• Schlafstörungen

• Wunden und Blutergüsse

Das Salz kann einfach ins warme Badewasser gegeben oder mit anderen Zusätzen kombiniert werden, beispielsweise pflegenden Pflanzenölen oder ätherischen Ölen für ein Aromatherapiebad.

Einfaches Badesalz

Für dieses Badesalz können Sie ätherische Öle eigener Wahl verwenden. Die Wirkung hängt dann von den verwendeten Ölen ab,[152] aber die meisten verbessern das Wohlbefinden auf die eine oder andere Weise. Für abendliche Bäder empfiehlt sich Lavendelöl, weil es den Schlaf fördert.

10 Tropfen ätherisches Pfefferminzöl
30 Tropfen ätherisches Lavendelöl
2 EL Kokos- oder Mandelöl
500 g Epsom-Salz
60 g Totes-Meer-Salz (nach Belieben)

Die ätherischen Öle in das Pflanzenöl rühren. Die Salze zugeben und alles gründlich vermischen. Pro Anwendung etwa 3 oder 4 EL der Mischung in warmem Badewasser auflösen und 20 Minuten darin baden. Das restliche Badesalz in einem luftdicht schließenden Behälter aufbewahren.

Detox-Badesalz

Dieses Salz lindert Hautreizungen und führt dem Körper Magnesium zu. Es wird am besten abends verwendet, weil es – wie alle Detoxbäder – müde macht.

70 ml Apfelessig
10 Tropfen ätherisches Öl, z. B.
   Lavendel, Thymian oder Rosenholz
60 g Meersalz
60 g Epsom-Salz

Alle Zutaten in warmes Badewasser einrühren. Etwa 20 Minuten darin baden.

FLOATING-THERAPIE

Seit Jahrtausenden reisen Menschen ans Tote Meer, um in dem extrem salz- und mineralstoffreichen Wasser zu baden. Wegen der hohen Konzentration gelöster Mineralien hat das Wasser eine höhere Dichte als der menschliche Körper. Das bewirkt, dass man nicht untergeht. Das mühelose Treiben auf dem Wasser gilt als sehr gesund, darum werden in vielen Ländern Behandlungen in Floating-Becken angeboten.

Diese Floating-Becken sind häufig wie »Kapseln« konstruiert, mit einer Haube oder einer Art Deckel, sodass Außenreize minimiert werden. Aus demselben Grund werden auch das mit Epsom-Salz angereicherte Wasser und die Luft in den Kapseln auf Körpertemperatur erwärmt.

Studien haben gezeigt, dass die Floating-Therapie die Ausschüttung des Stresshormons Cortisol verringert, den Blutdruck senkt, das Wohlbefinden steigert und die allgemeine Leistungsfähigkeit verbessern kann.[153] Die Wirkung basiert auf zwei Faktoren. Erstens hemmt das Magnesium im Wasser die Produktion von ACTH (Adrenocorticotropin), einem Hormon, das die Nebennieren zur Ausschüttung von Cortisol veranlasst.[154] Zweitens verbessert Magnesium die Schlafqualität, was ebenfalls zum Stressabbau beiträgt.[155]

Weil die Floating-Therapie den Abbau von Milchsäure im Blut fördert, beschleunigt sie die Regeneration nach intensivem sportlichem Training, lässt Muskelverspannungen und -schmerzen schneller abklingen.[156] Eine weitere Studie hat gezeigt, dass die Floating-Therapie das technische Können von Musikern bei der Jazz-Improvisation verbesserte.[157]

Algentherapien

Im Lauf der Jahre wurden der Nährstoffgehalt und der Gesundheitswert von Algen eingehend erforscht. Die meisten Studien haben sich mit der Verwendung als Nahrungs- oder Heilmittel beschäftigt. Einige weisen darauf hin, dass Algen zur Behandlung oder Vorbeugung von Herzkrankheiten und einigen Krebsarten geeignet sein könnten, Schilddrüsenfunktion und Immunsystem stärken, Allergien und Entzündungen hemmen sowie antioxidative, antivirale und antibakterielle Eigenschaften besitzen.[158]

Es überrascht nicht, dass auch die Kosmetikindustrie Algen als preiswerten und nachhaltigen Rohstoff für verschiedene Produkte entdeckt hat. Bekanntlich stecken Algen voller Nährstoffe: Vitamine, Mineralien, Proteine, Stärke und gesunde Fette. Sie sind ein sehr gesundes Nahrungsmittel, aber viele der Nährstoffe werden auch über die Haut aufgenommen. Insofern scheint es plausibel, sie für Cremes, Lotionen, Gesichtsmasken, Körperwickel oder warme Bäder zu verwenden.

Ob Peeling und Maske für Gesicht und Körper, Feuchtigkeitscreme, Gesichtsserum, Handcreme, entzündungshemmendes Gel oder Sonnenpflege: Die Bandbreite der kosmetischen Produkte mit Algen ist groß. Algen enthalten so viele wertvolle Inhaltsstoffe, dass sie sich zur Behandlung vielfältiger Beschwerden eignen, darunter trockene Haut, Rötungen, Ekzeme, Schuppenflechte, Akne, Sonnenschäden und Dermatitis, aber auch Cellulite, vorzeitige Hautalterung, Altersflecken und Muskelschmerzen. Im Fachhandel gibt es ein breites Angebot sogenannter Cosmeceuticals oder Kosmetikamente – das sind kosmetische Produkte zur Behandlung medizinischer Beschwerden.

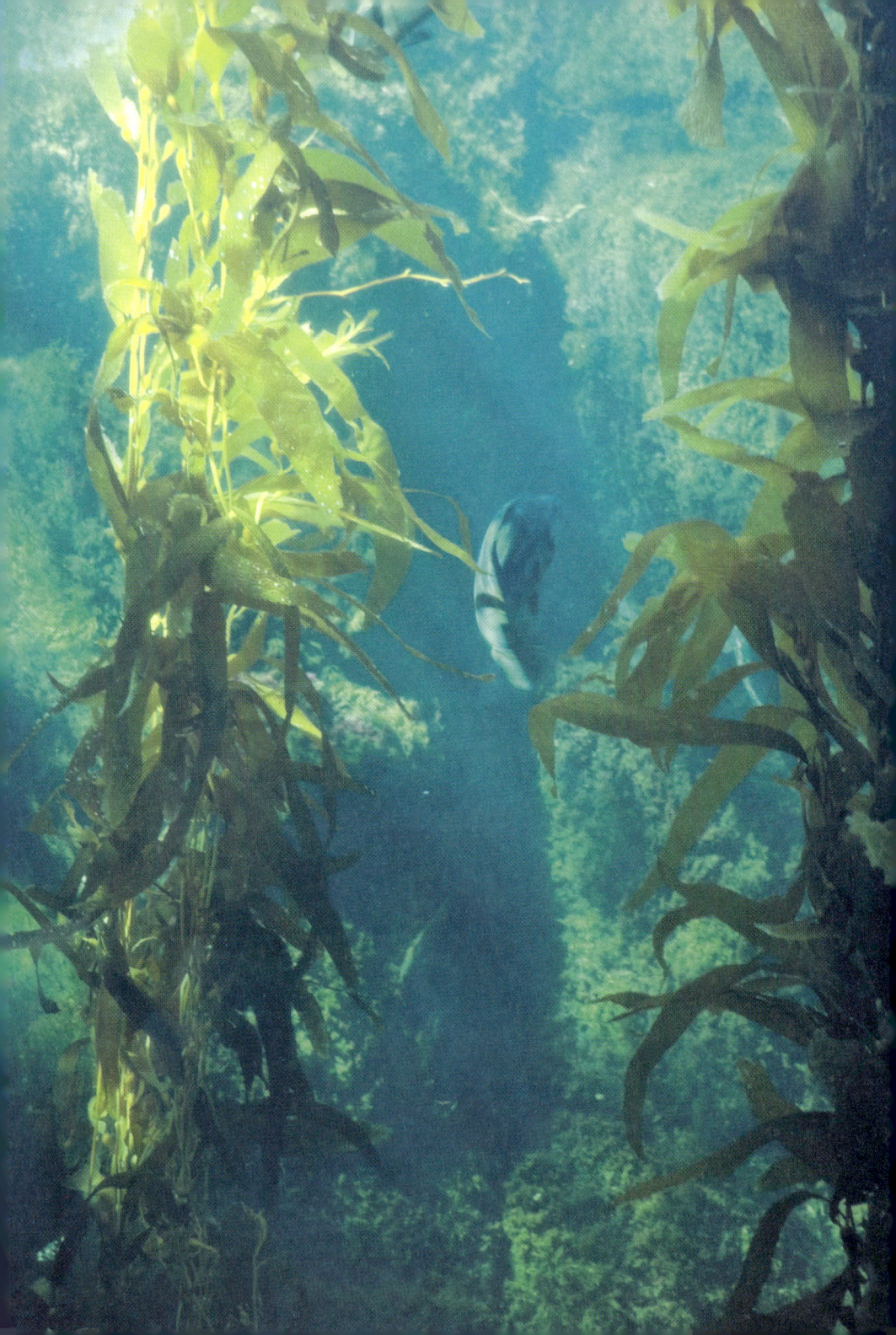

WAS LEISTEN ALGENTHERAPIEN?

Die vollmundigen Versprechungen mancher Hersteller lassen sich leider nicht immer erfüllen, aber mit einigen Wirkweisen von Algenprodukten beschäftigt sich aktuell die Wissenschaft.[159]

- Es wird erforscht, ob Phlorotannine aus Braunalgen Hautschäden durch UV-Strahlung und vorzeitiger Hautalterung vorbeugen und vor Hautkrebs schützen können. Sie können jedenfalls die Aktivität von Hyaluronidase hemmen, die an allergischer Dermatitis beteiligt ist. Einer Studie zufolge ist die Wirkung siebenmal stärker als die von DNCG (Dinatrium cromoglicicum), einem Wirkstoff in Allergiemedikamenten.[161] Phlorotannine können ferner die Ausschüttung von Histamin hemmen, das viele Allergiesymptome auslöst. Eventuell können sie auch zur Reparatur von Hautschäden eingesetzt werden, etwa zur Behandlung von atopischer Dermatitis.

- Algen wie *Laminaria japonica* wurden als natürlicher Tyrosinasehemmer zur Aufhellung der Haut diskutiert.

- Bioaktive Sesquiterpene aus Rot- und Braunalgen wirken antibakteriell und antiviral und könnten zur Behandlung von Akne und anderen Hautinfektionen geeignet sein.[160]

- In Korea und anderen Ländern Asiens wird der Extrakt aus *Ecklonia cava* wegen seines hohen Gehalts an Phloroglucinol zur Behandlung allergischer Erkrankungen eingesetzt. Studien haben eine mögliche antiallergische Wirkung bestätigt.

- Fucoidane – nur in Algen vorkommende Polysaccharide. Sie werden intensiv erforscht, weil man annimmt, dass sie entzündungshemmende, antivirale und antitumorale Eigenschaften besitzen. Sie könnten zur Vorbeugung und Behandlung von vorzeitiger Hautalterung durch UV-Strahlung und Elastizitätsverlust eingesetzt werden.

- Feuchtigkeit hält die Haut elastisch und schützt sie vor Umweltschäden. Natürliche Feuchtigkeitsspender aus Algen können die Feuchtigkeitsregulation der Haut verbessern und Beschwerden aufgrund von Hauttrockenheit lindern.

- Einige Peptide aus Algen scheinen Fältchen zu mindern, indem Sie Stoffe in der extrazellulären Gewebematrix (EZM), z. B. Collagen, Hyaluronsäure und Andelastin, stärken.

GESICHTSMASKEN MIT ALGEN

Es ist recht einfach, Algenmasken selbst herzustellen. Sie enthalten Wirkstoffe, die Altersflecken und Fältchen reduzieren können, Akne und Pigmentflecken lindern, die Haut straffen, glätten und nähren. Diese Masken eignen sich für alle Hauttypen und tun vor allem reifer Haut gut. Nur bei Allergien, sehr empfindlicher Haut und/oder flächigen Hautreizungen sollte man sie nicht anwenden.

Hochwertiges Algenpulver ist in der Apotheke oder in der Drogerie erhältlich, aber auch online. Chlorella und Spirulina finden Sie bei den Nahrungsergänzungsmitteln. Für eine ganz einfache Maske verrühren Sie das Pulver mit wenig Wasser zu einer Paste, die Sie auf der Haut verteilen, 3–5 Minuten einwirken lassen und dann mit viel klarem Wasser wieder abspülen. Algenmasken sollten nicht öfter als einmal pro Woche aufgelegt werden.

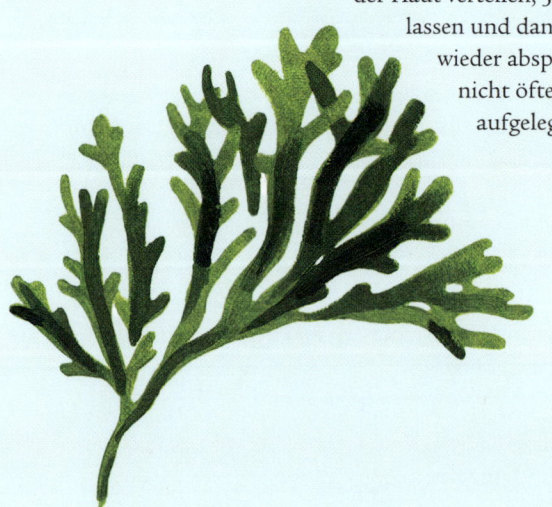

Gesichtsmaske mit Algen und Honig

Honig wirkt antibakteriell und beruhigt die Haut. Diese Maske ist sehr gut für aknegeplagte Haut geeignet.

1 EL Algenpulver
2 EL warmes Wasser
1 TL Honig

Algenpulver und warmes Wasser in einer Schüssel verrühren und 1–1½ Stunden stehen lassen, damit die Algen aufquellen können.

Die Mischung auf ein sauberes Stück Mull geben und über einer Schüssel leicht ausdrücken. Die Flüssigkeit auffangen, die Algenpaste wegwerfen.

Den Honig zur Flüssigkeit geben und gut verrühren. Die Mischung mit den Fingern auf das gereinigte Gesicht auftragen und 10 Minuten einwirken lassen. Mit warmem Wasser abspülen.

Algenmaske mit Aloe gegen Akne

Aloe vera kühlt und beruhigt gereizte Haut.

1 EL Algenpulver
2 EL warmes Wasser
1 EL reines Aloe-vera-Gel

Algenpulver und warmes Wasser in einem Schüsselchen verrühren und 20 Minuten quellen lassen.

Die überschüssige Flüssigkeit abgießen. Sie wird nicht verwendet. Das Aloe-vera-Gel unter die Paste rühren. Die Mischung mit den Fingerspitzen auf das gereinigte Gesicht auftragen und 15 Minuten einwirken lassen. Mit kühlem Wasser abwaschen.

KÖRPERWICKEL / BODYWRAPS

Ein Körperwickel ist eine Art Maske für größere Körperpartien. Viele Kosmetikinstitute bieten solche Intensivbehandlungen an, es gibt aber auch Produkte für den Hausgebrauch. Algenwickel sollen den Stoffwechsel ankurbeln, auf diese Weise zum Abbau von Fettpölsterchen beitragen, Cellulite lindern und Wassereinlagerungen verringern. Berichte, denen zufolge sich der Taillen- oder Oberschenkelumfang durch Algenwickel um mehrere Zentimeter verringert, sind allerdings irreführend. Die Veränderung beruht auf dem verringerten Wassergehalt des Gewebes und ist nur vorübergehend.

In einem Kosmetikinstitut wird ein nährstoffreiches Algenprodukt auf den ganzen Körper oder Teile, etwa nur die Beine, aufgetragen. Dann werden Sie in Laken oder Handtücher gewickelt und warm zugedeckt, damit Sie sich entspannen. Durch die Wärme öffnen sich die Poren, die Muskeln entspannen sich, und Sie beginnen zu schwitzen. Selbst wenn der Schlankheitseffekt durch Wasserverlust nur vorübergehend ist, nimmt die Haut bei der Behandlung wertvolle Mineralien auf und fühlt sich anschließend weicher, glatter und geschmeidiger an.

ALGENBÄDER

Auch im warmen Badewasser kann man – im Kosmetikinstitut und im Wellnesshotel ebenso wie zu Hause – die therapeutische Wirkung von Algen nutzen.

Getrocknete Algen, meist Kelp, werden einfach ins warme Badewasser gegeben. Manchmal wird dafür Meerwasser erwärmt. In Irland, wo diese Algen als Nahrungs- und Heilmittel schon lange bekannt sind, nennt man sie den »Arzt des armen Manns«. Dort haben Algenbäder vor allem im langen Winter seit Generationen Tradition.

Wie bei allen Algenanwendungen werden die wertvollen Vitamine und Mineralien über die Haut aufgenommen. Beim Baden wird aber das Jod außerdem mit dem Wasserdampf eingeatmet. Jod ist wichtig für eine gesunde Schilddrüsenfunktion, und die Schilddrüsenhormone spielen beim Abbau von Fettdepots im Körper eine Rolle. Insofern tun Algenbäder nicht nur der Haut gut, sondern könnten tatsächlich auch Fettpölsterchen schmelzen lassen.

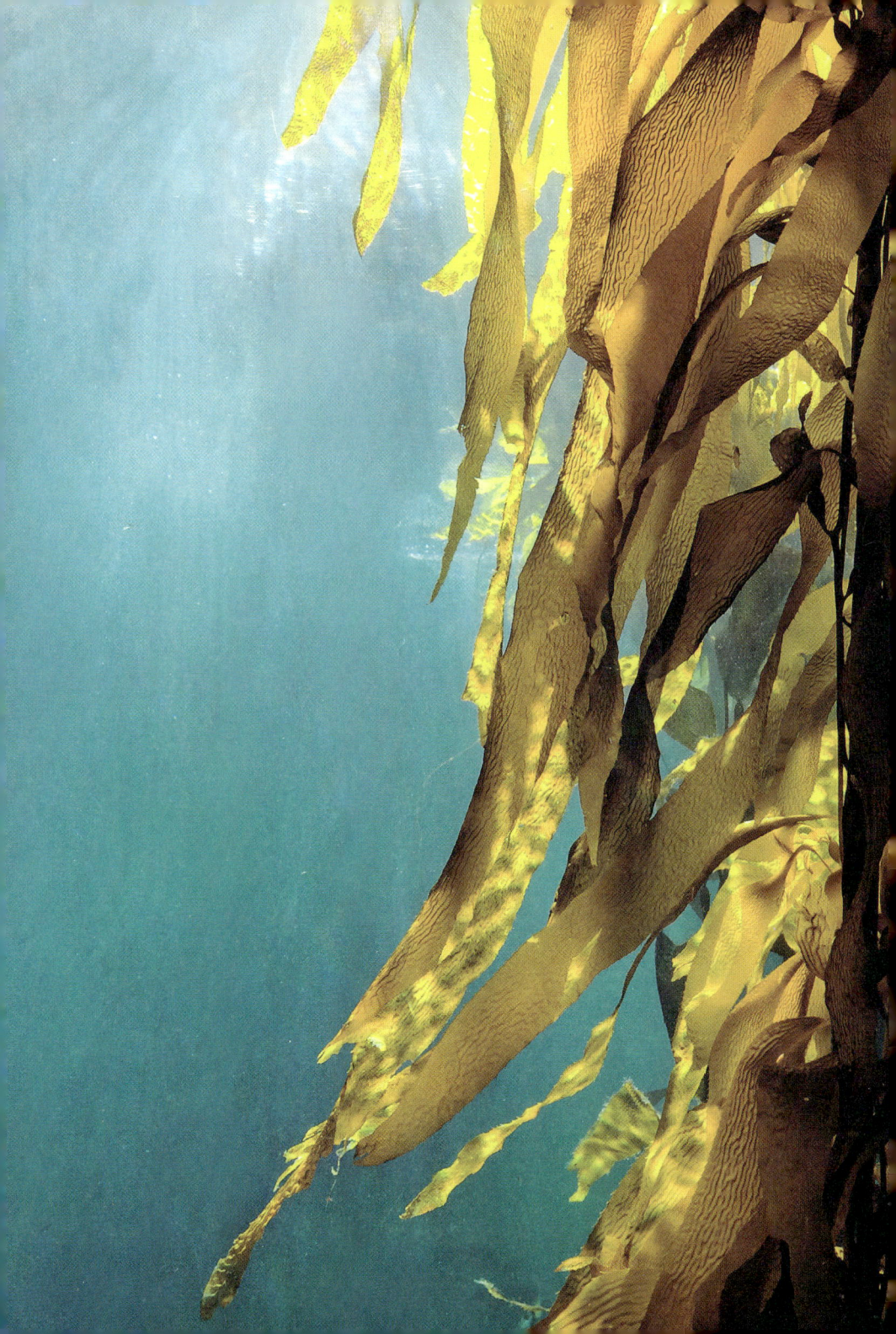

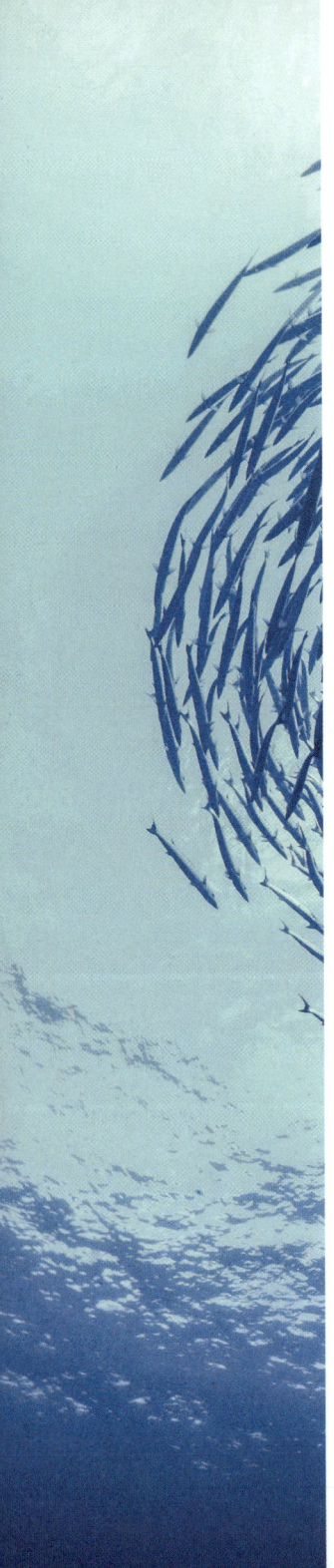

Nahrung aus dem Meer

Um Fisch und Meeresfrüchte zu genießen, muss man nicht an der Küste leben. Fisch und Meeresfrüchte sind außerordentlich gesund und nährstoffreich, sie schmecken köstlich und können vielseitig zubereitet werden.

Der Kaloriengehalt von Fisch und Meeresfrüchten ist gering, dafür sind sie aber reich an Proteinen, gesunden Fetten und anderen Stoffen, die dem ganzen Körper guttun. Es gibt also viele gute Gründe, regelmäßig Fisch und Meeresfrüchte zu essen.

- Sie enthalten viele wichtige Mineralien, darunter Jod, Zink, Selen und Kalium. Sie stärken alle Systeme des Körpers und können helfen, Krebserkrankungen vorzubeugen. Außerdem versorgen sie uns mit verschiedenen Vitaminen, darunter Vitamin A und D.

- Fetter Fisch enthält wenig gesättigte Fette, ist aber reich an Omega-3-Fettsäuren, die zur Senkung des Cholesterinspiegels beitragen und Herzkrankheiten vorbeugen.

- Studien lassen vermuten, dass Menschen, die viel Fisch und Meeresfrüchte essen, im Alter seltener oder später an Demenz und Gedächtnisverlust leiden. Der Grund dafür ist wahrscheinlich, dass das Gehirn zu 60 Prozent aus Fett – hauptsächlich Omega-3-Fettsäuren – besteht.

- DHA, eine mehrfach ungesättigte Fettsäure aus dem Spektrum der Omega-3-Fettsäuren, kommt in fettem Fisch vor und kann bei Kindern die Konzentration und die Lesefähigkeit verbessern sowie ADHS (Aufmerksamkeits-Defizit-Hyperaktivitäts-Störung) vorbeugen.

- Fisch fördert die gesunde Durchblutung und hilft so, Thrombosen vorzubeugen.

- Regelmäßiger Verzehr von fettem Fisch kann der altersbedingten Makuladegeneration vorbeugen, die verschwommenes Sehen verursacht. Das in Fisch und Schalentieren enthaltene Retinol (Vitamin A1) fördert ferner das Nachtsehvermögen.

- Regelmäßiger Genuss von Fisch lindert nachweislich die Symptome rheumatoider Arthritis, die mit schmerzhaften Gelenkschwellungen einhergeht. Neuere Studien zeigen, dass Omega-3-Fettsäuren auch Osteoarthritis vorbeugen können.

- Fisch und Meeresfrüchte können bei Kindern Asthmasymptome lindern und eventuell ganz verhindern. Außerdem können sie die Lunge stärken und gesund erhalten.

- Fisch ist reich an Proteinen, die für den Collagenaufbau benötigt werden. Collagen seinerseits hält die Haut glatt und elastisch. Die Omega-3-Fettsäuren aus Fisch beugen Hautschäden durch UV-Strahlung vor. Häufiger Verzehr von Fisch kann ferner Ekzeme und Schuppenflechte lindern.

- Studien haben einen Zusammenhang zwischen zu geringer Versorgung mit Omega-3-Fettsäuren und dem Risiko für Depressionen hergestellt. Das ist möglicherweise eine Erklärung dafür, dass in Japan, wo sehr viel Fisch gegessen wird, der Bevölkerungsanteil an Menschen mit einer Depression bemerkenswert gering ist.

- Fischöle können Krankheiten wie Morbus Crohn und Colitis ulcerosa vorbeugen. Es gilt außerdem als erwiesen, dass Omega-3-Fettsäuren auch das Fortschreiten entzündlicher Darmerkrankungen hemmen können.

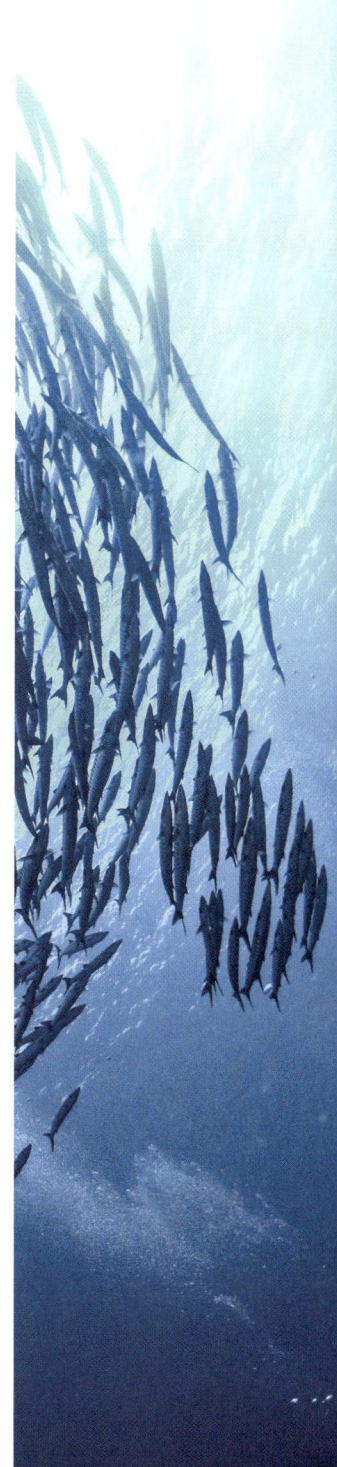

VIELFALT

Die verschiedenen Arten von Fisch und Meeresfrüchten enthalten unterschiedliche Nährstoffe. Setzen Sie auf Vielfalt. Je abwechslungsreicher Sie essen, desto mehr verschiedene Nährstoffe nehmen Sie zu sich.

Fetter Fisch

Fette Fischarten enthalten die wichtigen Omega-3-Fettsäuren. Dazu gehören beispielsweise Lachs, Makrele, Sardinen, frischer Thunfisch, Forelle, Hering und Sprotten. Thunfisch aus der Dose gehört nicht in diese Gruppe, weil sein Gehalt an Omega-3-Fettsäuren durch den Konservierungsvorgang so weit reduziert wird, dass er ernährungsphysiologisch eher mit weißem Fisch vergleichbar ist.

Die Gräten von Fischkonserven (Sardinen, Lachs) und kleinen Fischen wie Sprotten kann man mitessen. Sie enthalten viel Kalzium und Phosphor, die wichtig für starke Knochen und Zähne sind.

Weißer Fisch

In diese Gruppe fallen beispielsweise Dorsch, Heilbutt, Seezunge, Köhler, Wolfsbarsch, Brassen, Seeteufel, Seelachs, Scholle, Rotbarbe, Knurrhahn und Tilapia. Sie alle stellen eine fettarme, proteinreiche und gesunde Alternative zu Fleisch dar und können sehr vielseitig zubereitet werden. Der Gehalt an Omega-3-Fettsäuren ist geringer als bei fetten Fischarten.

Meeresfrüchte

Unter diesem Begriff werden Krustentiere (Garnelen, Langusten, Hummer, Krebse), Schalentiere (Muscheln und Austern aller Art) sowie Tintenfische zusammengefasst. Alle sind fettarm und proteinreich. Miesmuscheln, Austern, Krebse und Tintenfisch enthalten Omega-3-Fettsäuren, jedoch weniger als fetter Fisch.

WIE VIEL FISCH ESSEN?

Mindestens zwei Portionen Fisch pro Woche werden empfohlen, davon sollte eine aus fettem Fisch bestehen.

Tiefgefrorener Fisch ist ebenso nährstoffreich wie frischer und überall in großer Auswahl erhältlich, außerdem ist er meist küchenfertig vorbereitet.

Sardinen oder Makrelen aus der Dose schmecken köstlich, sind sehr nährstoffreich und liefern durch die essbaren Gräten eine Extraportion Kalzium.

Was sollten wir meiden?

Einige fette Fischarten enthalten geringe Mengen Umweltgifte, die sich im menschlichen Körper anreichern können. Darum sollte man höchstens vier Portionen fetten Fisch pro Woche genießen. Bei weißem Fisch können Sie großzügig zugreifen. Nur Seebarsch, Brassen, Katzenhai, Steinbutt und Heilbutt können ähnlich viele Schadstoffe enthalten wie fetter Fisch.

Fisch und Meeresfrüchte eignen sich zur gesunden, proteinreichen Ernährung in der Schwangerschaft und kommen auch dem Fötus zugute. Studien haben gezeigt, dass Kinder, deren Mütter in der Schwangerschaft Fisch aßen, einen höheren Intelligenzquotienten (IQ) hatten als Kinder, deren Mütter keinen Fisch aßen.

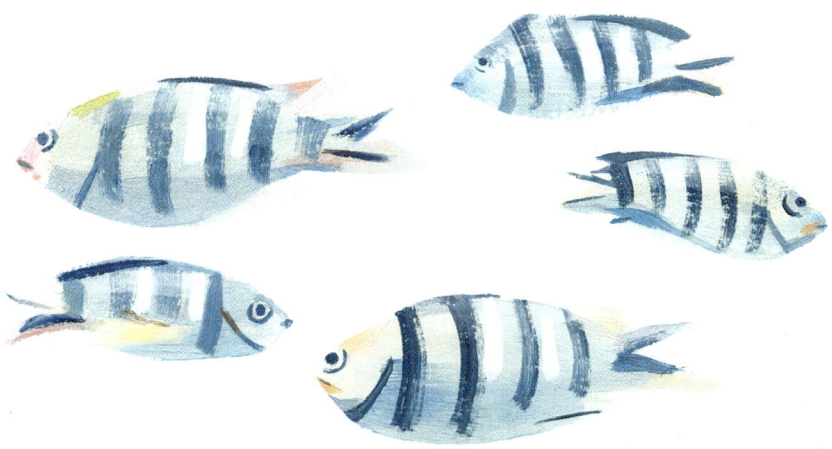

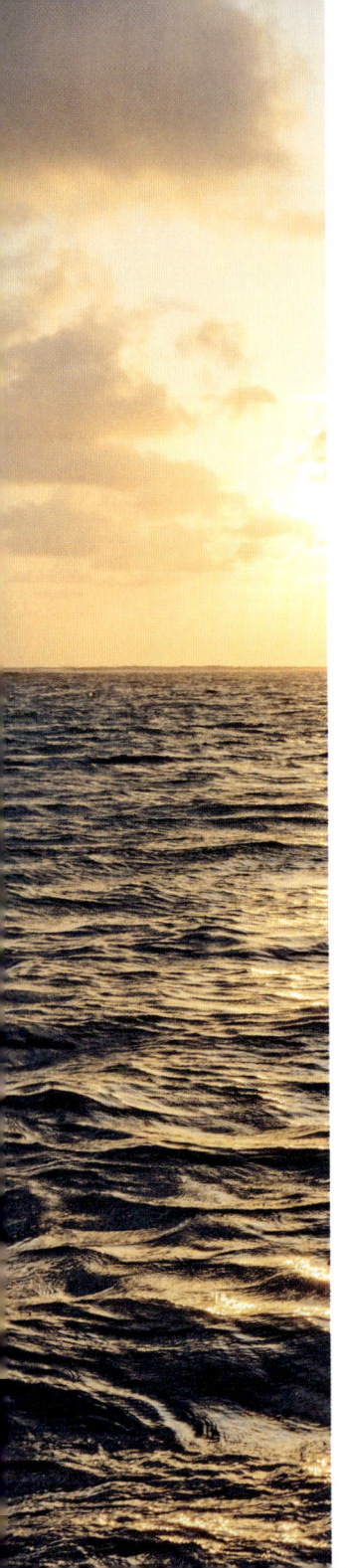

TIPPS FÜR DEN FISCHEINKAUF

Fisch und Meeresfrüchte gibt es frisch, gefroren, getrocknet, geräuchert und in Konserven zu kaufen. Achten Sie bei Tiefkühlware darauf, dass sie hart gefroren und nicht teilweise angetaut ist. Die Verpackung muss unbeschädigt sein und der Inhalt darf keine Anzeichen von Gefrierbrand aufweisen.
Dies sollten Sie beim Einkauf von frischer Ware beachten:

Ganze Fische

- Glänzende, nicht eingesunkene Augen
- Feucht glänzende, mit transparentem Schleim überzogene Haut
- Frischer Fischgeruch oder gar kein Geruch
- Leuchtend rote (nicht braune oder graue) Kiemen

Fischfilet

- Feucht glänzendes Fleisch, nicht matt oder trocken
- Feste Konsistenz, Muskelstränge liegen dicht beieinander
- Frischer Duft nach Meer oder gar kein Geruch

Räucherfisch

- Haut und Fleisch glänzend
- Festes, pralles Fleisch
- Frischer Rauchduft

Meeresfrüchte

- Muscheln aller Art, die lebend verkauft werden, sollten unversehrte, fest geschlossene Schalen haben.

- Hummer und Krebse kann man lebend oder gekocht kaufen. In beiden Fällen sollen sie sich schwer anfühlen, und alle Beine sollen fest am Körper sitzen.

- Garnelen, roh oder gegart, sollen trockene, intakte Schalen haben. Geschälte Ware sollte angenehm und leicht süßlich duften.

- Jakobsmuscheln verderben nicht so schnell wie andere Muscheln. Bei Rohware in der Schale schadet es nicht, wenn die Schalen offen sind. Das Fleisch sollte ganz weiß sein und einen milden Geruch haben.

- Tintenfisch sollte weißes, feuchtes Fleisch haben und mild duften.

NACHHALTIGKEIT

Fisch und Meeresfrüchte gehören zu unseren wertvollsten Ressourcen. Immer mehr Fischereibetriebe steigen auf nachhaltige Fangmethoden um und setzen sich für den Schutz der Meere ein, um den Bestand langfristig zu sichern. Wenn beim Fang oder in der Aquakultur darauf geachtet wird, dass sich die Bestände erholen können und anderes Leben im Meer keinen Schaden nimmt, können Fisch und Meeresfrüchte als »nachhaltig« bezeichnet werden. Achten Sie auf das MSC-Siegel für nachhaltige Fischerei (siehe auch Seite 157–158).

Damit sich die Fischbestände erholen können, sollten Konsumenten viele verschiedene Arten verzehren und keine engen Vorlieben entwickeln. Wenn viele Menschen sich auf wenige Arten beschränken, droht Überfischung. Dadurch können Arten bedrohlich dezimiert werden, und ihr Lebensraum kann Schaden nehmen. Jeder Einzelne sollte darauf achten, dass wir Fisch und Meeresfrüchte aus nachhaltigem Fang oder nachhaltig bewirtschafteter Aquakultur kaufen.

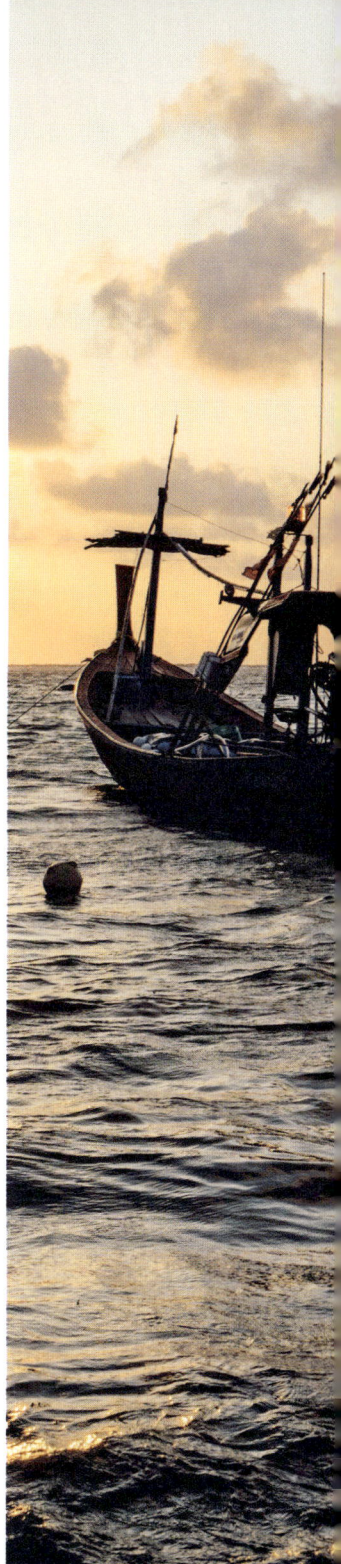

MEERESGEMÜSE

Viele Menschen haben Algen schon in Sushi oder Misosuppe gekostet, aber die wenigsten ahnen, wie nährstoffreich sie sind. Algen stecken voller Antioxidantien, Vitamine und Mineralien. Wahrscheinlich gibt es weltweit mehr als 10 000 verschiedene Arten, die sich hinsichtlich Geschmack und Nährstoffzusammensetzung unterscheiden.

Neuerdings gelten Algen als Superfood, dabei werden sie in Asien seit Jahrtausenden gegessen. Auch in einigen Ländern Europas haben sie in Volksheilkunde und Küche eine lange Geschichte.

Gesunde Nährstoffe

Die Lebenserwartung in Japan zählt zu den höchsten der Welt. Dort stehen Algen regelmäßig auf dem Speisezettel. Die in Meeresgemüse enthaltenen Fucoidane könnten für diesen bemerkenswerten Gesundheitswert verantwortlich sein. Sie sollen nicht nur die Lebenserwartung erhöhen, sondern auch das Immunsystem, Herz und Gefäße stärken[162] und helfen, Krebs vorzubeugen.[163] Außerdem ergab die Auswertung von 100 Studien, dass Algen zur Regulierung des Blutdrucks und zur Förderung der Herzgesundheit beitragen können.[164]

Algen haben eine höhere Nährstoffdichte als Landgemüse. Sie enthalten Mineralien wie Kalzium, Kupfer, Jod, Magnesium, Zink und Eisen und sind reich an Proteinen, Ballaststoffen und Vitaminen. Ihr Fettgehalt ist niedrig. Wegen des besonderen Nährstoffgehalts wird angenommen, dass Algen den Körper in verschiedener Hinsicht dabei unterstützen, Krankheiten abzuwehren. Im Gegensatz zu Landpflanzen enthält Meeresgemüse Omega-3-Fettsäuren (siehe Seite 144–145), darum können Algen oder Algenöle die Versorgung von Vegetariern mit Omega-3-Fettsäuren verbessern. Außerdem sind Algen eine der wenigen pflanzlichen Quellen für Vitamin B_{12}.

Warnhinweis

Für manche Menschen kann die hohe Nährstoffkonzentration problematisch sein. Zu viel Vitamin K kann beispielsweise kontraindiziert sein, wenn Blutverdünner eingenommen werden, und zu viel Kalium kann bei Nierenerkrankungen Risiken bergen. Wegen des hohen Jodgehalts unterstützen Algen die Funktion der Schilddrüse, aber zu viel Jod ist schädlich. Sprechen Sie im Zweifelsfall mit Ihrem Arzt.

Algenarten und ihre Verwendung

In asiatischen Lebensmittelgeschäften kann man manchmal frische Algen kaufen. Getrocknete Algen gibt es in Supermärkten, Bioläden, Drogerien, Asialäden und online. Dickere getrocknete Algen werden in heißem Wasser eingeweicht und vor der Verwendung abgespült.

- Getrocknete Algenflocken oder Granulat kann man wie ein Gewürz über Speisen streuen, z. B. Reisgerichte, frischen Fisch, Suppen und Salate. Sie schmecken herzhaft salzig.

- Kombu ist eine Braunalge mit herzhaftem Umami-Geschmack. Sie wird für Dashi (japanischen Fischsud) verwendet, kann aber auch an Eintöpfe gegeben oder als Salat gegessen werden.

- Arame ist ebenfalls eine Braunalgenart. Die Stränge haben einen mild-süßlichen Geschmack und eine feste Konsistenz. Geeignet für Suppen, Eintöpfe, Reisgerichte und sogar Backwaren.

- Kelpnudeln sind einfach Stränge von rohem Kelp. Sie sind kalorienarm und reich an Kalzium. Eine glutenfreie Alternative zu Nudeln.

- Wakame bildet weiche, grüne »Wedel« mit mildem Geschmack und seidiger Konsistenz. Bekannt sind sie als Zutat für Misosuppe, aber sie eignen sich auch gut für Salate.

- Dulse ist eine Rotalge mit weicher, etwas gummiartiger Konsistenz. Getrocknet wird sie als gesunder Snack geknabbert. In Irland knetet man sie auch unter Brotteig.

- Nori ist als Blattware für Sushi erhältlich. Nori-Chips sind eine gesunde Knabberei, und Nori-Flocken kann man zum Aromatisieren von Nudelgerichten und Suppen verwenden.

- Laver ist eine Rotalge, die zarte, weiche Blätter bildet. Sie wird in China, Japan und Korea häufig verwendet. In Wales stellt man daraus »laverbread« her – ein irreführender Name, denn es handelt sich um eine fast schwarze Paste, die als Beilage serviert oder zu Bratlingen geformt, in Haferflocken gewälzt und ausgebacken wird.

- Die meisten Algenarten können als Salat nach japanischer Art mit einem Dressing aus Reisessig und Sesamöl serviert werden.

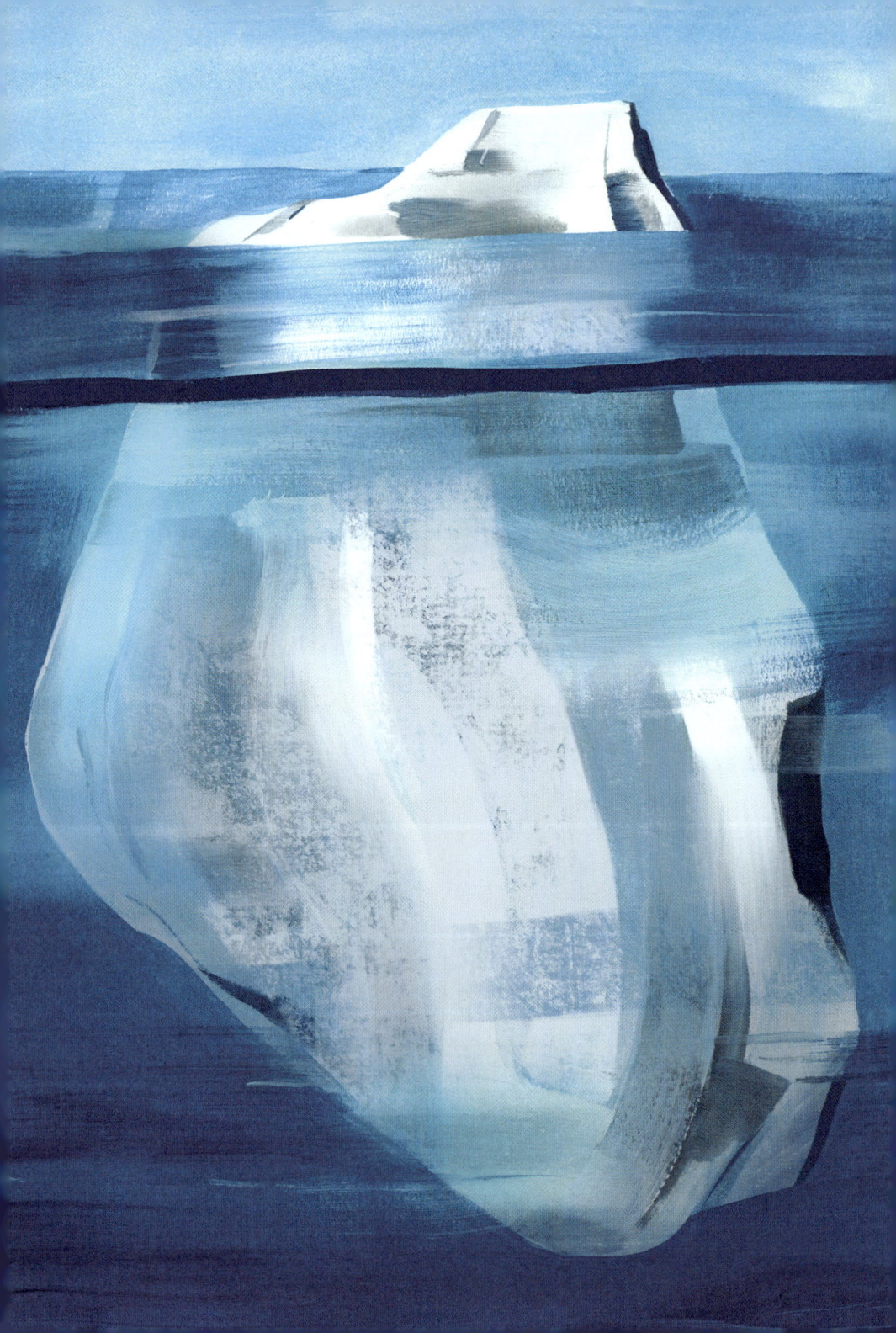

KAPITEL 6

Gut für die Meere sorgen

»Es muss etwas ungewöhnlich
Heiliges im Salz sein:
Man findet es in unseren
Tränen und im Meer.«

— Kahlil Gibran

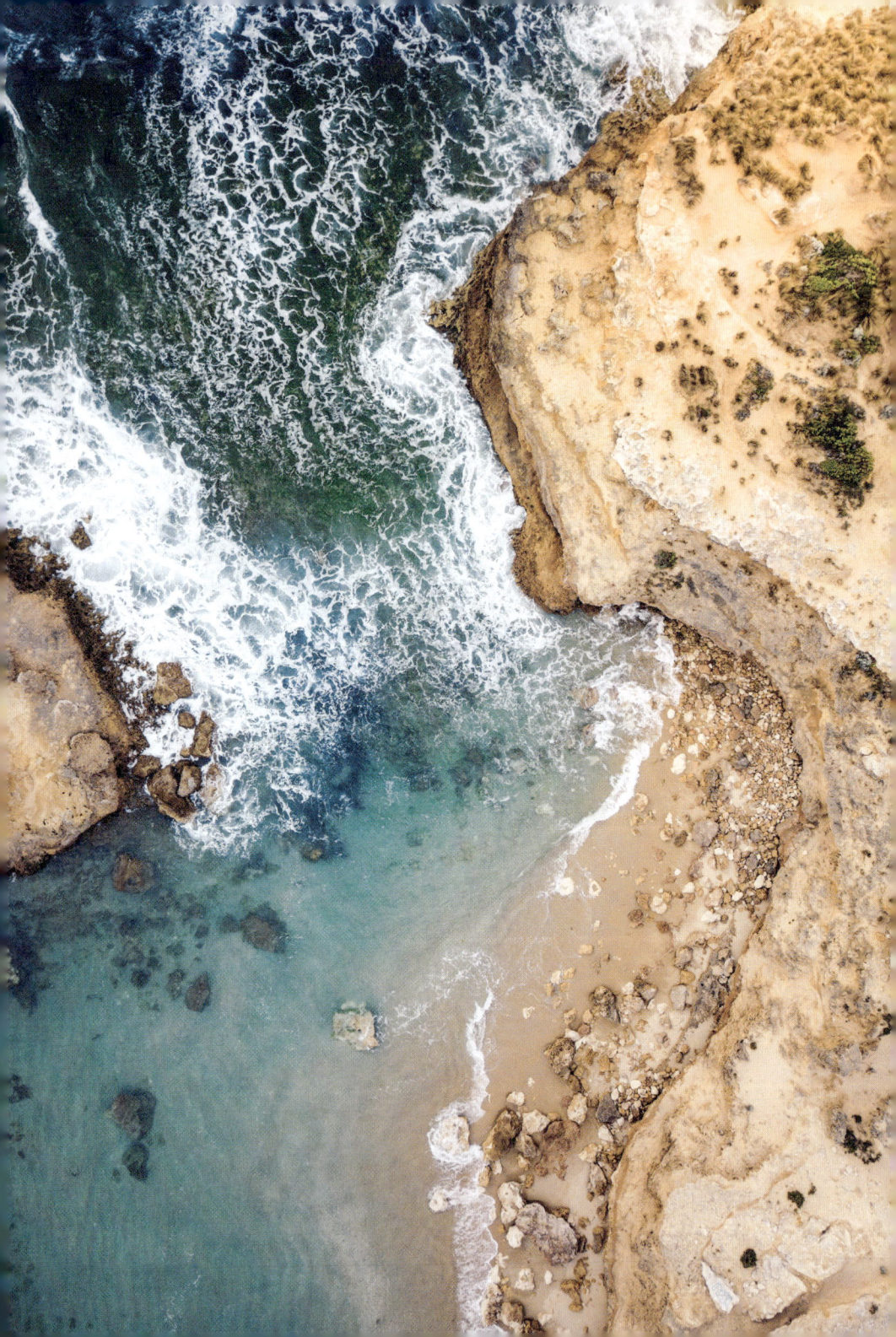

In den vorangegangenen Kapiteln ging es um die vielfältigen positiven Wirkweisen, die das Meer auf alle Aspekte unserer Gesundheit hat. Die Ozeane und ihre Küsten versorgen uns mit Nahrung und Heilmitteln, dienen als Erwerbsquelle und Transportwege und können für Sport und Freizeit, Geselligkeit und Entspannung genutzt werden. Sie sind sowohl von kultureller als auch spiritueller Bedeutung, begeistern mit ihrer Schönheit, liefern Inspirationen und helfen durch ihren besonderen Erholungswert beim Stressabbau.

Auch in anderer Hinsicht profitieren Millionen von Menschen täglich von den Küstenregionen, auch von weit entfernten. Küstenformationen und Lebensräume in der Gezeitenzone, z. B. Mangroven, Riffe und Salzmarschen, absorbieren die Energie der Wellen, dienen als Puffer gegen den Anstieg des Meeresspiegels und bremsen die immer häufiger auftretenden Stürme.[70]
   Insofern ist das Meer nicht nur wichtig für die Gesundheit der Menschen, sondern für die Bewahrung des ganzen Planeten und das ökologische Gleichgewicht. Leider sind diese wertvollen Ökosysteme in Gefahr. Viele Faktoren wirken sich negativ auf die Gesundheit unserer Meere aus, und ein Großteil davon wird durch menschliches Handeln verursacht, vor allem durch die steigende Emission von sogenannten Treibhausgasen wie Kohlendioxid.[165] Wenn die Meere aufgrund von Klimawandel, Überfischung oder Verschmutzung mit Öl oder Plastikmüll aus dem Gleichgewicht geraten, wird sich das wiederum auf die Gesundheit und das Wohlbefinden der Menschen auswirken.

Klimawandel

Fossile Brennstoffe, die seit der Industriellen Revolution verwendet werden, haben ebenso wie großflächige Waldrodungen und Massentierhaltung dafür gesorgt, dass immer mehr Treibhausgase wie Kohlendioxid (CO_2) in die Atmosphäre abgegeben werden. Diese Gase verhindern, dass von der Erde abgestrahlte Wärme entweichen kann (Treibhauseffekt) und tragen dadurch zur globalen Erwärmung und in der Folge zum Klimawandel bei.

Geologische Forschungen belegen, dass natürliche Klimaveränderungen auch früher schon vorkamen. Die jetzigen Veränderungen vollziehen sich aber in einem nie dagewesenen Tempo. Das könnte zu einer ernsten Gefahr für die Artenvielfalt auf der Erde werden, weil sich wahrscheinlich nicht alle Arten schnell genug an diese Veränderungen anpassen können.[166]

Die Ozeane nehmen viel CO_2 aus der Luft auf. Dadurch hat sich ihr pH-Wert verändert, sie sind saurer geworden. Meeresorganismen wie Korallen und Mollusken leiden bereits jetzt darunter, weil der höhere Säuregrad ihre Skelette angreift.[165] Außerdem verändert sich durch den höheren CO_2-Gehalt der Luft die Temperatur. Die globale Erwärmung führt zu Veränderungen in Lebenszyklen, Verteilung und Migration von Tieren an Land und in den Gewässern.

Die Erwärmung der Meere ist Ursache der Korallenbleiche. Die Korallen leben in Symbiose mit Algen (Zooxanthellen). Aufgrund der Erwärmung stoßen die Korallen die Algen ab, bleichen aus und sterben schließlich ab. Ferner lässt die Erderwärmung die Polkappen schmelzen, in der Folge steigt der Meeresspiegel. Dadurch verändern sich die küstennahem Ökosysteme, sie werden sporadisch oder dauerhaft überflutet, sodass auch die Lebens- und Erwerbsbedingungen der an der Küste lebenden Menschen betroffen sind.

Überfischung und schädliche Fangmethoden

Eine große ökologische Bedrohung geht von der Überfischung aus.[167] Fische und Meeresfrüchte stellen für Menschen und andere Tiere eine wichtige und gesunde Proteinquelle dar, aber durch die wachsende Weltbevölkerung und die technischen Möglichkeiten der Fischereiindustrie ist es in vielen Fanggebieten bereits zur Überfischung gekommen. Die Populationen einiger Fischarten haben sich drastisch verringert. Die modernen Fangflotten sind so groß und technisch so ausgestattet, dass sie weitaus mehr Fische fangen könnten als überhaupt in den Ozeanen leben. In überfischten Fanggebieten sind nicht genügend erwachsene, fortpflanzungsfähige Fische übrig, damit der Bestand sich regenerieren könnte.

Hinzu kommt, dass viele Fangmethoden zwar effektiv, aber sehr zerstörerisch sind. Grundschleppnetze zum Fang von Fischen, die am Meeresboden leben, sowie von Austern und anderen Muscheln richten in diesem Lebensraum Schäden an, von denen sich das Ökosystem erst nach Jahren erholt – wenn man es lässt. Noch zerstörerischer ist der Einsatz von Sprengstoff, um Fische zu töten oder zu betäuben, sodass sie leichter »eingesammelt« werden können. Die Explosionen schädigen Lebensräume (auch Korallenriffe) und die dort lebenden Arten, und sie sind nicht zuletzt auch gefährlich für die Fischer.

Ein weiteres Problem ist der Beifang, also Tiere, die man eigentlich gar nicht fangen wollte. Meeresschildkröten, Delfine, junge Fische und andere unbeabsichtigt im Netz gefangene Arten werden häufig einfach aussortiert und weggeworfen – oft bereits tot oder sterbend. Ebenso problematisch kann der gezielte Fang bestimmter Arten sein. So ist beispielsweise der Fang von Haien weitgehend ungeregelt.[167] Jedes Jahr werden etwa zehn Millionen Tonnen Haie gefangen, hauptsächlich wegen ihrer Flossen. Nachdem diese abgetrennt sind, werden die Haie – häufig noch lebend – wieder ins Wasser geworfen. Da sie nicht mehr richtig schwimmen können, sinken sie auf den Grund und ersticken oder werden von anderen Raubfischen gefressen. Es besteht die Gefahr, dass das Ökosystem aus dem Gleichgewicht gerät, wenn zu viele Tiere sterben, die bislang an der Spitze der Nahrungskette standen.

AQUAKULTUR

Um Wildfang zu vermeiden, werden einige Arten in Fischfarmen gezüchtet. Auch das kann Probleme nach sich ziehen. Lachs und Garnelen beispielsweise sind Fleischfresser. Sie werden in der Aquakultur mit Pellets gefüttert, für die wiederum beträchtliche Mengen anderer Fischarten aus Wildfang benötigt werden.

Die Haltung großer Zahlen von Tieren in abgeteilten Küstengebieten, vor allem in Feuchtgebieten und Mangroven, kann sich darüber hinaus schädlich auf die Landschaften und dortigen Wildpopulationen auswirken. Brutgebiete gehen verloren, große Mengen von Nährstoffen und Ausscheidungen belasten die Gewässer, eingeschleppte Krankheiten können auf Wildbestände übergreifen. Wenn regionsfremde Fischarten aus Aquakulturanlagen entkommen und sich vermehren, kann das negative Folgen für einheimische Populationen und Wildarten nach sich ziehen.[168]

Die oben genannten Methoden sind nicht nur schädlich für die Ökosysteme. Die Vernichtung von Fischbeständen durch nicht-nachhaltige Fangtechniken gefährdet auch den Lebensunterhalt von unzähligen Familien und Gemeinden und wirkt sich insofern nachteilig auf deren Lebensqualität und Gesundheit aus.

Umweltverschmutzung

Luft, Wasser und Boden werden nicht nur durch »Schmutz« im engeren Sinn geschädigt, sondern auch durch Faktoren wie Licht, Geräusche, Temperatur, Gase oder Strahlung.

VERSCHMUTZUNG DURCH CHEMIKALIEN

Vor allem bei starkem Regen können Pflanzenschutzmittel und Dünger (z.B. Stickstoff oder Phosphor) von landwirtschaftlichen Flächen in Flüsse, Mündungsgebiete und Meere gespült werden. Diese Eutrophierung (Anreicherung von Nährstoffen) bewirkt, dass sich Algen und Cyanobakterien übermäßig vermehren, und kann zu Algenblüten führen. Das klingt schöner als es ist. Manche Algen und Cyanobakterien produzieren toxische Stoffe, sodass der Verzehr von Fisch und Meeresfrüchten aus den betroffenen Gewässern für Menschen und Tiere gefährlich sein kann. Durch die Eutrophierung sinkt in den Meereszonen der Sauerstoffgehalt, im Extremfall kommt es zu »toten Zonen«.[4] Pestizidrückstände werden nur langsam abgebaut, gelangen in die Nahrungskette und gefährden die Gesundheit von Meereslebewesen.

Auch andere Chemikalien gelangen in die Meere, beispielsweise polyzyklische aromatische Kohlenwasserstoffe (PAK), Schwermetalle wie Methylquecksilber oder synthetisch hergestellte Hormone sowie weitere Pharmazeutika. Einige dieser Schadstoffe wirken sich auf das endokrine System von Meereslebewesen aus, das die Ausschüttung von Hormonen und anderen Stoffen steuert. Bei diesen Endokrinen Disruptoren kann es sich um synthetische Schadstoffe handeln (z.B. orale Verhütungsmittel, Tenside und Pestizide), aber auch um natürliche (menschliche oder tierische Hormone aus dem Abwasser und der Landwirtschaft). Beide können auf verschiedene Weise die Gesundheit von Meereslebewesen und Wildpopulationen schädigen. Beispiele sind die »Verweiblichung« männlicher Fische, die »Vermännlichung« weiblicher Gastropoden, Entwicklungsstörungen bei Fischembryonen und das Zunehmen von Erkrankungen und Tumoren bei Plattfischen.[169]

Die Schadstoffe gefährden nicht nur die Lebewesen im Meer, sondern auch die Menschen, die sie verzehren.[4] Fische und Meeresfrüchte, die mit Methylquecksilberiodid aus Industrieabwässern kontaminiert waren, haben in Japan seit den 1950er-Jahren Tausende

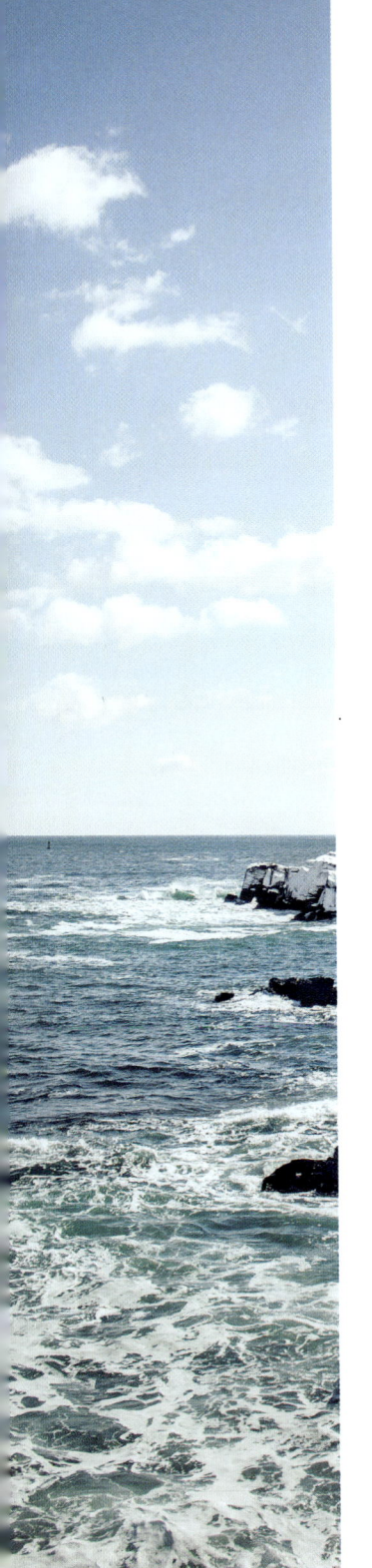

von Krankheits- und Todesfällen verursacht. Die chronische Quecksilbervergiftung trat erstmals im Gebiet der japanischen Stadt Minamata auf und wird darum Minamata-Krankheit genannt.

VERSCHMUTZUNG DURCH ABWASSER

Auch durch Abwasser wird das Meer kontaminiert. Bakterien und Viren menschlichen wie tierischen Ursprungs können die Wasserqualität und so den Freizeitwert, aber auch den Nutzen für die Wirtschaft verschlechtern. Beim Baden in betroffenen Gewässern kann es zu Infektionen und Krankheiten kommen (z. B. Ohrinfektionen und Gastroenteritis), und der Verzehr von kontaminiertem Fisch kann zu Lebensmittelvergiftungen führen.[4] Selbst der reine Anblick von verschmutztem, trübem Wasser kann Menschen davon abhalten, sich in seine Nähe zu begeben[170], um in den Genuss der positiven Wirkung zu kommen, die ein Aufenthalt am Meer hat.

VERSCHMUTZUNG DURCH ÖL

Im Lauf der letzten Jahrzehnte sind immer wieder größere Mengen Öl ins Meer gelangt und haben maritime Ökosysteme geschädigt. Zu gravierenden Verschmutzungen kam es etwa durch Unfälle auf Bohrinseln (z. B. Deepwater Horizon im Golf von Mexiko im Jahr 2010) oder Havarien von Supertankern (z. B. Exxon Valdez im Persischen Golf 1991, Amoco Cadiz in Frankreich 1978). In allen Fällen wurden jeweils Hunderte Quadratkilometer Meer und Küste verschmutzt, Hunderttausende von Tieren, darunter Seevögel, Otter, Wale und Fische, starben. Auch Menschen verloren durch die Katastrophen ihre Lebensgrundlage, manche sogar ihr Leben selbst.

STÖRFAKTOREN
LICHT UND LÄRM

Selbst Licht und Geräusche können für Meerestiere
problematisch sein. Meeresschildkröten zum Beispiel
orientieren sich mithilfe von Tageslicht. Künstliche
Beleuchtung in der Nacht kann weibliche Tiere davon
abhalten, zur Eiablage an den Strand zu gehen.[171]
Frisch geschlüpfte Schildkröten laufen sofort zum
Meer, das sie anhand des reflektierten Mondlichts
erkennen. Kunstlicht kann bewirken, dass sie in die
falsche Richtung laufen.[172]

Andere Arten werden durch Lärm verwirrt. Wale und
Delfine benutzen Laute zur Orientierung, Kommunika-
tion und Nahrungssuche. Störgeräusche durch Schiffsverkehr, seismische Untersuchungen oder Echolote
vergrößern die Gefahr, dass sie stranden und sterben.[173]

MÜLL IM MEER

Das Müllproblem wird zurzeit intensiv diskutiert.
Überall findet man von Menschen produzierten Müll –
von den Polen bis zum Äquator, an den Küsten, an der
Meeresoberfläche und in der Tiefsee.[174] Als Müll werden
dabei alle Feststoffe definiert, die künstlich hergestellt
oder verarbeitet werden und letztendlich im Meer oder
an den Küsten landen. Teilweise wird der Müll vorsätz-
lich im Meer oder am Strand »entsorgt«, anderer wird
unabsichtlich vergessen oder verloren.

Glas, Gummi, Holz und Metall gehören zu diesen
Abfällen, Plastik macht aber den weitaus größten Teil
aus. Kunststoffe gelten zwar als vielseitiges und nütz-
liches Material, aber – und darum ist es für uns so
praktisch – es zersetzt sich nicht. Was einmal ins Meer
gelangt, bleibt dort. In den 1960er-Jahren lag die Kunst-
stoffproduktion bei 5 Millionen Tonnen, bis zum Jahr
2011 war sie auf 280 Millionen Tonnen angewachsen.
Wie viel davon seinen Weg ins Meer gefunden hat, ist
unbekannt.[174]

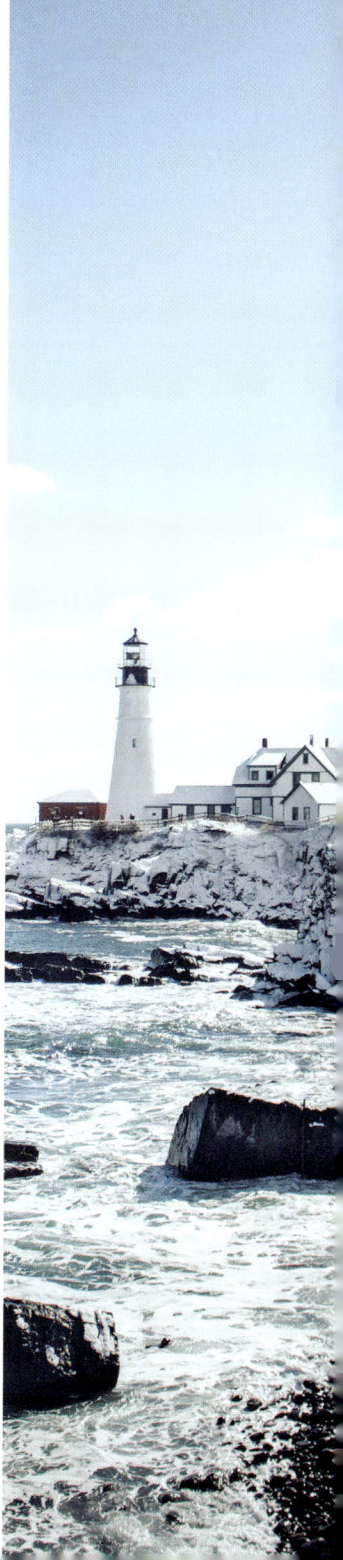

Man geht inzwischen davon aus, dass die Plastik-
mengen in den Meeren eine der größten Bedrohungen
für die maritime Artenvielfalt darstellen. Vier Aspekte
sind zu betrachten:

- Plastikmüll kann zur tödlichen Falle werden oder
  gefressen werden.
- Er kann Tierarten in andere Gebiete transportieren
  (rafting).
- Er kann Gemeinschafsstrukturen in Lebensräumen
  verändern.
- Er kann neue Habitate schaffen, die besiedelt werden.

DIE AUSWIRKUNGEN VON MEERESVERSCHMUTZUNG

Dass Meerestiere Plastikmüll fressen oder sich darin
verfangen, ist allgemein bekannt. Genaue Zahlen
liegen nicht vor, in einigen Studien wurden allerdings
fast 400 Arten und über 44 000 Einzeltiere gezählt,
die Kontakt mit Müll gehabt haben. Für viele Arten
wurden Todesfälle verzeichnet. Ursache waren meist
Plastikteilchen, die gefressen wurden, oder Reste von
Tauwerk und Netzen, in denen sie sich verhedderten.
Zu den geschädigten Arten gehören alle Meeresschildkröten und über 50 Prozent der Meeressäuger und
Seevögel sowie zahlreiche andere.

Etwa 17 Prozent in den Studien erfasste Lebewesen
stehen bereits auf der Roten Liste der Weltnaturschutz-
organisation IUCN und sind in hohem Maß vom
Aussterben bedroht, darunter der Riesenmanta, der
große Weißhai, viele Seevogelarten (Albatros, Sturm-
vogel- und Sturmtaucher-Arten) sowie sechs der sieben
Arten von Meeresschildkröten. Die Atlantik-Bastard-
schildkröte und die echte Karettschildkröte gelten als
vom Aussterben bedroht (Kategorie CR = critically

endangered).[174] Winzige Plastikpartikel, Mikroplastik genannt, wurden auch in Muscheln und Austern gefunden, die für den menschlichen Verzehr gezüchtet werden. Wie sich diese in unserem Verdauungstrakt verhalten, ist noch nicht bekannt.[175]

Korallenriffe und andere Lebensräume können durch Müll physischen Schaden nehmen. Reibung durch abgelöste Netze oder anderes Fischfanggerät verletzt das Gewebe von Schwämmen und Korallen und kann dazu führen, dass sie teilweise oder ganz absterben.

Maritime Ökosysteme können weiterhin gefährdet werden, wenn Meereslebewesen sich an Abfällen ansiedeln und mit diesen in Gebiete transportiert oder getrieben werden, in denen sie nicht endemisch sind. Die eingeschleppten Arten, Neozoen oder Neophyten, bringen bestehende Ökosysteme fast immer aus dem Gleichgewicht und verursachen unerwünschte, mehr oder weniger gravierende Veränderungen von Lebensräumen und -gemeinschaften.

Letztendlich ergeben sich dadurch Nachteile für die Gesundheit und das Wohlbefinden des Menschen. Wenn sich durch den Müll die Artenvielfalt verringert, verlieren die Küsten an Wert und Reiz. Je mehr Leben dort herrscht und je größer die Artenvielfalt ist, desto größer der Erholungswert für Geist und Körper.[126]

Die optische Attraktivität der Küsten leidet durch sichtbaren Müll. In einer Studie sollten Teilnehmer Fotos mit Strandmotiven mit und ohne Müll beurteilen. Es zeigte sich – wenig verwunderlich–, dass der Erholungswert von Stränden mit Müll als geringer eingeschätzt wurde. Interessanterweise unterschieden die Studienteilnehmer dabei zwischen zwei Müllarten. Wohlstandsmüll wie weggeworfene Verpackung oder Plastikflaschen war ihrer Meinung nach störender und nachteiliger für das Wohlbefinden als Müll, der aus der althergebrachten Fischerei stammte (z. B. Reste von altem Tauwerk).

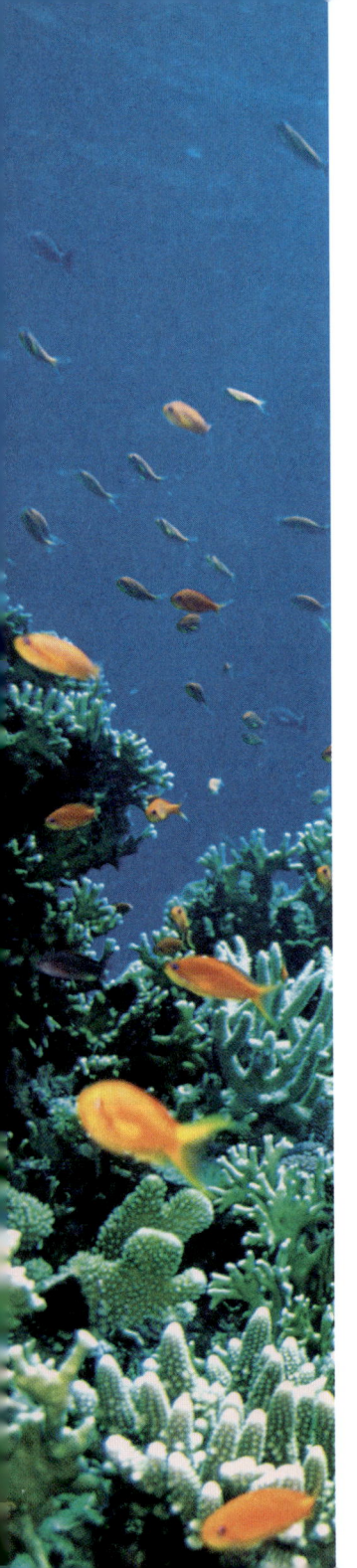

Baumaßnahmen

Die Sandstrände, die wir wegen ihrer Schönheit sowie wegen ihres Freizeit- und Erholungswerts schätzen, werden durch Eingriffe von Menschenhand beeinflusst. Stürme haben seit jeher die Topografie der Küsten verändert, doch die Lage verschärft sich nun durch den Klimawandel, das steigende Meeresniveau und immer häufigere Wetterextreme. Baumaßnahmen, beispielsweise die Erweiterung von Städten oder die Schaffung neuer Touristenziele, vergrößern das Problem. Durch bauliche Veränderungen an der Küste kann es zu verstärkter Erosion kommen, sodass die Gefahr von Überschwemmungen und Sturmfluten zunimmt. An nicht ausreichend bepflanzten Küstenstrichen können mehr Müll und andere Verschmutzungen an die Strände und ins Wasser gelangen, und das Risiko von industriellen oder landwirtschaftlichen Kontaminationen wächst. Selbst zusätzlicher Schiffsverkehr kann sich schädlich auf das Meer auswirken.

Auch hier gilt wieder: Diese Prozesse haben einen Einfluss auf die Gesundheit der Menschen. Die Attraktivität der Küsten bewirkt, dass immer mehr Menschen, die es sich leisten können, sich ein Feriendomizil oder einen Zweitwohnsitz am Meer gönnen. Die Auswirkungen auf die einheimische Bevölkerung können beträchtlich sein. Mancherorts steigen durch die Nachfrage die Grundstückspreise so stark an, dass die Ortsansässigen sie nicht mehr bezahlen können und wegziehen müssen. In anderen Orten verschlechtert sich die Lebensqualität – und damit das Wohlbefinden – der Einheimischen, weil die Infrastruktur außerhalb der Feriensaison nicht aufrechterhalten werden kann: Viele Geschäfte schließen oder Busse verkehren seltener.

Sandgewinnung und Bergbau

Eins der drängendsten Probleme für Küsten und Meeresgrund entsteht dadurch, dass Sand und Kies abgetragen und für die Bauindustrie oder zum Aufschütten von anderen Stränden verwendet werden.[176] Weltweit boomt die Bauindustrie, darum könnte es zu einer globalen Materialknappheit kommen.[176] Die Bauindustrie bietet zwar einerseits Arbeitsplätze (was gut für die Menschen ist), aber sie kann andererseits auch Ökosysteme und alle Personen, die von ihnen abhängig sind, schädigen. Durch das Abtragen von Sand können beispielsweise Sturmfluten und Tsunamis größere Zerstörung hinterlassen,[4, 176] und es gehen Brutgebiete für Fische verloren. Das wiederum ist nachteilig für Küstenanwohner, die vom Fischfang oder anderem küstentypischen Gewerbe leben.

Der Abbau von Sand und Kies betrifft auch den Lebensraum Meer. Die Zusammensetzung des Meeresgrunds kann sich verändern, Arten können vernichtet und Gemeinschaftsstrukturen verändert werden. All das kann sich negativ auf die Artenvielfalt auswirken.[177]

Eine ganz andere Bedrohung stellt der Kohleabbau dar. Ein geplantes Bergwerk in Queensland (Australien) und die dafür nötige Infrastruktur könnten erhebliche Auswirkungen auf Korallenriffe haben. Wahrscheinlich wird das Bergwerk eine beträchtliche Menge an Treibhausgasen ausstoßen. Durch das Ausbaggern zur Vergrößerung des Hafens geht Sonnenlicht verloren, das die Korallen zum Überleben benötigen, und auch der verstärkte Schiffsverkehr wird eine Belastung darstellen.[178]

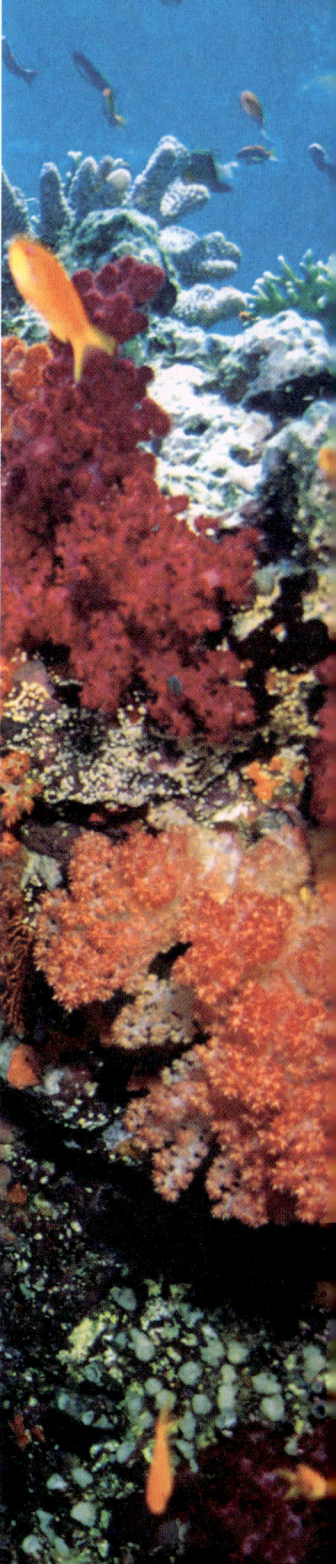

Lösungsansätze

Insgesamt sieht die aktuelle Lage unserer Ozeane düster aus. Glücklicherweise lässt sich dagegen etwas unternehmen. Wissenschaftler, Industrie, Regierungen und Nicht-Regierungsorganisationen (NGOs) beschäftigen sich schon intensiv mit einigen der vorrangigen Probleme. Die komplexen Wechselbeziehungen zwischen lebenden Organismen und den nicht-lebenden (chemischen, physikalischen) Elementen von Ökosystemen werden erforscht, neue Produkte und Techniken werden entwickelt, strengere Gesetze erlassen. Außerdem werden Menschen aller Länder und Gesellschaftsschichten besser informiert und in ihren Bemühungen unterstützt, die natürlichen Ressourcen zu schonen und die regionale Artenvielfalt zu erhalten.

Aber auch jeder Einzelne kann etwas für den Schutz der Meere – und die Erde als Ganzes – tun. Jede bewusste Entscheidung macht einen kleinen Unterschied, aber wenn viele Menschen bewusst handeln, lässt sich auch viel bewegen, egal wie ausweglos die Situation erscheinen mag. Seit Jahrtausenden hat unsere körperliche und seelische Gesundheit von der positiven Interaktion mit dem Meer profitiert. Heute fügt die Menschheit diesem wertvollen Teil der Erde und den darin lebenden Kreaturen immensen Schaden zu. Umso wichtiger ist es, alles Erforderliche zu tun, um die Ozeane zu schützen – nicht nur in unserem eigenen Interesse, sondern auch zum Nutzen unseres Planeten und der kommenden Generationen.

WAS KÖNNEN WIR ZU HAUSE TUN?

Energie sparen

- Leuchten und Geräte ausschalten, wenn sie nicht benutzt werden. Stand-by-Funktion vermeiden.

- Energieeffiziente Geräte kaufen.

- Leuchtmittel mit geringem Energieverbrauch verwenden, am besten LEDs.

- Heizungsthermostate um 1 °C herunterschalten.

- Ein Messgerät für den Energieverbrauch von Elektrogeräten ausleihen und so erkannte Stromfresser weniger nutzen oder austauschen.

- Für ausreichende Dämmung des Hauses sorgen. Fenster, Türen und Dachbodenluken abdichten.

- Wo immer möglich, die Energiesparfunktion nutzen.

- Produkte kaufen, deren Herstellung weniger Energie erfordert.

- Solarenergie erwägen – auf dem eigenen Hausdach oder einen Ökostromtarif wählen.

Wasserverbrauch

- Sparsame Toiletten, Wasserhähne und Duschköpfe installieren.

- Während des Zähneputzens das Wasser abdrehen.

- Duschen statt in der Wanne baden.

- Undichte Wasserhähne und WC-Spülkästen reparieren.

- Waschmaschine und Spülmaschine immer komplett gefüllt laufen lassen (spart auch Strom).

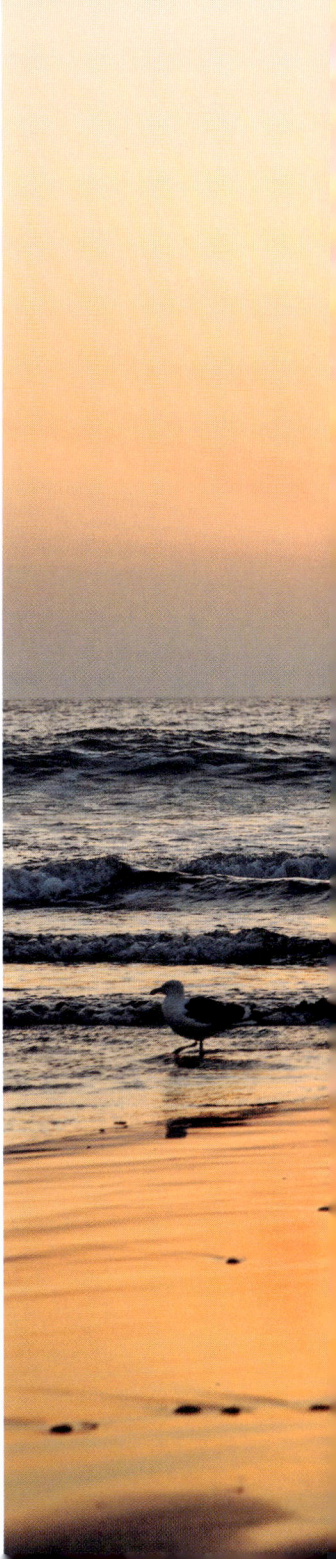

Abfälle

- Nur Toilettenpapier (und menschliche Ausscheidungen) durch die Toilette spülen. Die Toilette ist kein »Mülleimer« für Hygieneprodukte, Watte, Zahnseide, Feuchttücher, Zigarettenkippen, Fett, Farbe, Speisereste und abgelaufene Medikamente! All das kann zu Problemen in den Klärwerken führen und das Grundwasser verschmutzen. Selteneres Spülen spart außerdem Wasser.

- Sondermüll sachgerecht entsorgen. Erkundigen Sie sich bei Ihrem regionalen Entsorgungsbetrieb, was wo abgegeben werden kann. Altöl gehört auf keinen Fall in den Abfluss.

- Produkte, die man selten benutzt, muss man nicht kaufen. Viele kann man mieten oder im Rahmen einer Tauschbörse ausleihen. Vielleicht haben Sie sogar Lust, solch eine Tausch- und Verleihbörse in der Nachbarschaft ins Leben zu rufen.

- Elektrogeräte, die nicht mehr funktionieren, muss man nicht gleich wegwerfen. Viele kann man reparieren lassen. In manchen Orten gibt es Reparaturcafés, in denen sich die Besucher gegenseitig helfen.

- Ein Schild »Keine Werbung« am Briefkasten verringert den Berg an Papiermüll.

- Produkte mit wenig Verpackung (oder gar keiner) kaufen.

- Statt Gefrierbeuteln und Folie lieber wiederverwendbare Dosen oder Schüsseln mit Deckel verwenden.

- Joghurtbecher & Co. vor dem Wegwerfen ausspülen. Verschmutzte Abfälle lassen sich kaum recyceln.

- Umfunktionieren statt wegwerfen. Schraubgläser und Schachteln eignen sich zur Sortierung und Aufbewahrung. Geschenk- und Bonbonpapier, Joghurtbecher und Reste von Bändern können als Bastelmaterial dienen, etwa in Kindergärten.

- Spenden Sie abgelegte, aber noch gut erhaltene Kleidung, Spielzeug oder Bücher einer gemeinnützigen Organisation. Jemand anders kann die Dinge vielleicht gut gebrauchen, und der Organisation kommen die Einnahmen aus dem Second-Hand-Verkauf zugute.

Im Garten

· Um Wasser zu sparen, wählen Sie Pflanzen, die
  Trockenheit vertragen. Eine Mulchschicht hält
  den Boden länger feucht.

· Stellen Sie Regentonnen auf, um Wasser zum
  Gießen der Pflanzen aufzufangen. Verwenden Sie
  Rasensprenger, Schlauch und Hochdruckreiniger
  nur, wenn es unbedingt sein muss.

· Kompostieren Sie Garten- und Gemüseabfälle.
  So vermeiden Sie Müll und gewinnen Kompost
  zur Verbesserung des Gartenbodens.

· Wählen Sie Pflanzen, die Bienen und andere
  Bestäuber anlocken. Hängen Sie ein Insekten-
  hotel auf. Nützlinge sorgen nicht nur für die
  Bestäubung, sie fressen auch Schädlinge und
  locken Vögel und andere Tiere in den Garten.

· Bevorzugen Sie umweltfreundliche Methoden
  der Unkraut- und Schädlingsbekämpfung, etwa
  organische Produkte, Mulch oder Nützlinge.

WAS KÖNNEN WIR
AM ARBEITSPLATZ TUN?

Wenn es in der Firma eine »Umweltpolitik« oder einen
Nachhaltigkeitsbeauftragten gibt, werden viele Ideen
vielleicht schon umgesetzt. Ist dies nicht der Fall, über-
nehmen Sie eine Vorbildrolle und regen Sie andere zum
Mitmachen an. Zum Beispiel:

- »Vermeiden, wiederverwenden, recyceln«, genau wie
  zu Hause.

- Umweltfreundliches Papier verwenden und nur aus-
  drucken, was unbedingt auf Papier benötigt wird.
  Papier beidseitig benutzen und am Drucker den
  Toner-Sparmodus einstellen.

- Licht und Bürogeräte ausschalten (nicht auf
  Stand-by), die Heizung herunterdrehen, bevor Sie
  Feierabend machen oder eine Zeitschaltung anregen.

- Tonerkartuschen und Tintenpatronen recyceln.

- Zu Fuß zur Arbeit gehen, das Rad oder öffentliche
  Verkehrsmittel nutzen. Wenn es nicht ohne Auto
  geht, Fahrgemeinschaften bilden, damit weniger
  fossile Brennstoffe verbraucht werden.

ESSEN, TRINKEN, EINKAUFEN

Plastikmüll vermeiden

- Wasser in Plastikflaschen meiden. Leitungswasser hat in Deutschland überall Trinkwasserqualität.

- Tragen Sie immer eine Trinkflasche bei sich, die Sie mit Leitungswasser auffüllen. In vielen Einkaufszentren, Flughäfen, Geschäften, Cafés, Hotels und Restaurants gibt es kostenlose »Zapfstellen«. Standorte findet man im Internet (z. B. https://refill-deutschland.de) oder über eine App, manchmal auch über Aufkleber im Fenster.

- Statt Trinkhalme aus Plastik lieber Halme aus Papier, Glas, Bambus oder Metall verwenden.

- Einwegbesteck vermeiden.

- Schaffen Sie sich einen robusten Coffee-to-go-Becher an. In immer mehr Kaffeebars kann man den eigenen Becher füllen lassen und erhält auch noch einen Rabatt.

- Statt Plastiktragetüten eigene Einkaufstaschen verwenden.

- Kaufen Sie keine Kosmetika oder Pflegeprodukte mit Mikroplastik. Die meisten Hersteller verzichten darauf, aber lesen Sie sicherheitshalber das Kleingedruckte, vor allem bei Peelings.

- Kaufen Sie, soweit möglich, Nachfüllpackungen (z. B. Flüssigseife, Glas- und Badreiniger).

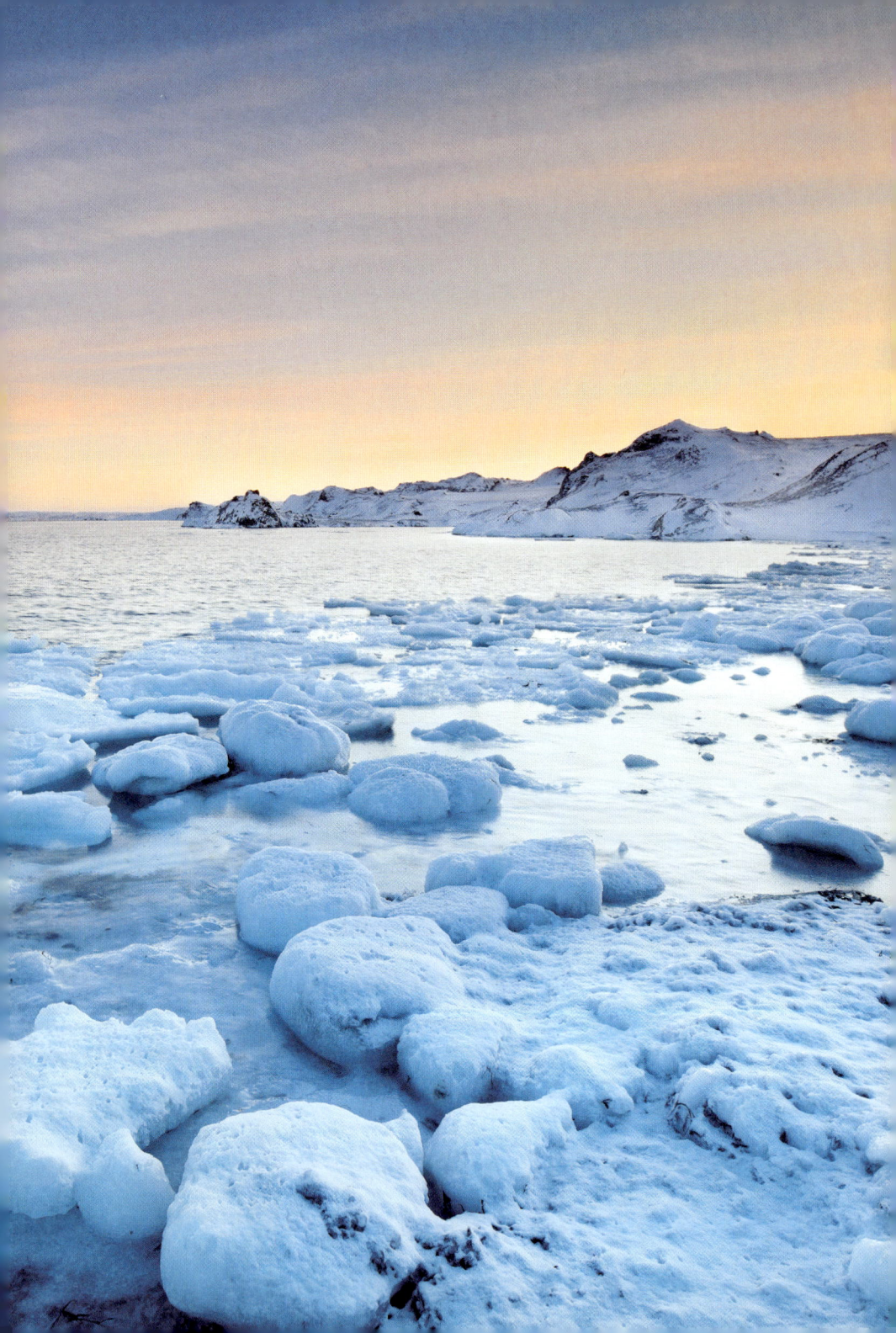

Bei Fisch und Meeresfrüchten auf Nachhaltigkeit achten

- Informieren Sie sich bei einer Verbraucherorganisation über Arten, die besonders nachhaltig (und das Gegenteil) sind, oder konsultieren Sie einen Online-Einkaufsratgeber (z. B. www.greenpeace.de oder www.wwf.de).

- Achten Sie im Supermarkt auf Siegel (z. B. ASC, MSC) auf der Verpackung. Sie zeigen an, dass ein Fischereiunternehmen auf nachhaltige Fangmethoden hin geprüft wurde.

- Suchen Sie im Internet nach Restaurants, die nachhaltig gefangenen Fisch anbieten. Einige setzen sich sehr aktiv für den Schutz der Meere ein. Befragen Sie die Mitarbeiter nach der Herkunft der Fische und Meeresfrüchte auf der Speisekarte.

- Unterstützen Sie Initiativen, die sich für nachhaltigen Fischfang einsetzen.

WAS KÖNNEN WIR IM URLAUB TUN?

Denken Sie einmal über freie Tage auf »Balkonien« nach: Je weniger Flugreisen, desto besser für die Umwelt! Wenn Sie verreisen, achten Sie auf Nachhaltigkeit. Es gibt Reiseveranstalter, die sich auf »Ökotourismus« spezialisiert haben und sich bemühen, die negativen Auswirkungen des Tourismus auf die Natur und die Ferienorte gering zu halten. Sie können aber auch selbst Maßnahmen ergreifen – daheim oder unterwegs, zum Beispiel:

- Die CO_2-Bilanz Ihres Flugs kompensieren (z. B. www.atmosfair.de).

- Müll in bereitgestellte Tonnen werfen oder mit nach Hause nehmen.

- Auch unterwegs Müll vermeiden (eigene Einkaufstasche, nach-füllbare Wasserflasche usw.).

- Wasser und Energie sparen (beides ist in manchen Ländern knapp).

- Ausflüge in die »Wildnis« vor der Buchung genau unter die Lupe nehmen.

- Die regionale Wirtschaft unterstützen (Lebensmittel, Unterkunft, Souvenirs) und Produkte bevorzugen, die der Umwelt oder den Einheimischen nützen (siehe Seite 175).

- Keine Produkte von bedrohten Arten (z. B. Meeresschildkröten) kaufen, auch andere »Souvenirs« aus dem Meer (besondere Muscheln, getrocknete Seepferdchen, Korallen) meiden. Selbst wenn der Verkauf legal ist und die angebotenen Arten momentan nicht bedroht sind, erhöht der Handel mit ihnen das Risiko des Aussterbens. Außerdem können beim Sammeln Lebensräume geschädigt werden.

- Bei einheimischen Speisen darauf achten, keine bedrohten Arten zu wählen (z. B. Haifischflossensuppe oder Blauflossenthun). Bevorzugen Sie Arten aus nachhaltigem Fischfang.

- Nehmen Sie die Redensart »Nimm nur Bilder mit, lasse nur Fußspuren zurück« wörtlich.

Problem Feuerfisch

Feuerfische (*Pterois* spp.) sind ausgesprochen schöne, aber giftige Meeresfische, die im Indopazifik heimisch sind. Zwei Arten haben sich aber vor der Ostküste der USA und in der Karibik angesiedelt und verbreiten sich bereits an der Ostküste Südamerikas. Wie es zu dieser Ausbreitung kam, ist unklar. Möglicherweise stammen die ersten Exemplare aus Aquarien und wurden absichtlich oder versehentlich freigelassen. Inzwischen stellen sie aber für die Ökologie der Korallenriffe, Mangroven und Seegrasbeete eine ernsthafte Gefahr dar. Sie sind gefräßig, haben hier keine natürlichen Feinde und vermehren sich entsprechend schnell. Dadurch dezimieren sie die heimischen Fischbestände und ihre Artenvielfalt. Da sich die Feuerfische zurzeit nicht komplett ausrotten lassen, versucht man wenigstens, die übermäßige Ausbreitung einzudämmen.

Küstengemeinden entwickeln im Umgang mit dem Problem einen beachtlichen Einfallsreichtum, und auch Urlauber können ihren Teil beitragen. Wenn Feuerfische auf der Speisekarte stehen, greifen Sie zu: Er schmeckt gut. In manchen Orten werden Wettkämpfe veranstaltet, bei denen Mannschaften versuchen, innerhalb eines Tags möglichst viele Feuerfische zu fangen. Preise für die Gewinner werden ausgelobt und im Rahmenprogramm wird gezeigt, wie die Fische filetiert und zubereitet werden. Auch der Kauf von Schmuck aus Feuerfischen ist durchaus eine sinnvolle Unterstützung. Durch den Fischfang für die Schmuckherstellung werden einerseits die Bestände dezimiert, andererseits stellt der Verkauf des Schmucks für Einheimische eine willkommene Einnahmequelle dar.

WAS KÖNNEN WIR AN DER KÜSTE TUN?

- Bei Schiffs- und Bootstouren nichts über Bord werfen!

- Müll mit nach Hause nehmen.

- Den Hund beaufsichtigen und Kot grundsätzlich beseitigen.

- Seevögel, Seehunde, Delfine, Haie und andere Tiere am Strand und im Wasser nicht stören. Nehmen Sie ein Fernglas mit, um sie genauer zu beobachten.

- Delfine: Mit dem Boot mindestens 100 m Abstand halten. Wenn sich die Delfine von sich aus nähern, den Leerlauf einlegen. Den Tieren nicht folgen, wenn sie sich entfernen. Gruppen mit Muttertieren und Jungen gänzlich meiden. Bei organisierten Bootsausflügen nachfragen, ob der Skipper diese Regeln einhält. Informationen darüber finden sich auch in den sozialen Medien.

- Riesenhaie: Mit dem Boot mindestens 100 m Abstand halten. (Weitere Informationen siehe Seite 177)

- Seehunde: Zu Seehunden an Land ebenfalls mindestens 100 m Abstand halten. Nicht durch eine Gruppe von Seehunden gehen, vor allem zu Muttertieren mit Jungen respektvollen Abstand wahren. Entfernt sich ein Seehund ins Wasser, kann das bedeuten, dass er gestört wurde. Niemals Seehunde ins Meer scheuchen: Dadurch nehmen sie körperlichen Schaden, und andere Tiere werden verschreckt. Wenn Sie bereits versehentlich zu nahe sind, entfernen Sie sich langsam. Mit einem Boot nicht plötzlich oder viel Gas geben. Sehen Sie einen Seehund im Wasser, verlangsamen Sie auf weniger als 5 Knoten, bleiben Sie parallel zum Tier und lassen Sie ihm einen Fluchtweg. Nähert sich der Seehund dem Boot, den Kurs halten und verlangsamen oder stoppen. Um ihn besser zu sehen, verwenden Sie ein Fernglas.

- Verschiedene Organisationen sammeln Informationen über gesichtete Meerestiere. Möglicherweise sind diese an Ihren Beobachtungen interessiert. Kontaktadressen sind im Internet zu finden.

- Melden Sie solchen Organisationen unbedingt, wenn Sie ein verletztes oder totes Tier sehen.

Riesenhaie und andere große Meerestiere

Wer mit dem Boot unterwegs ist, sollte die folgenden Regeln kennen, um Haie nicht zu stören, zu verletzen oder gar zu töten.

· Auf weniger als 6 Knoten verlangsamen, schnelle Geschwindigkeitsveränderungen vermeiden.

· Beträgt der Abstand weniger als 100 m, in den Leerlauf schalten, um kein Tier zu verletzen.

· Dichte Gruppen von Haien meiden, es könnte sich um Tiere bei der Paarung handeln.

· Wenn springende Haie gesichtet wurden, extrem vorsichtig fahren.

· Auf jeden Hai, der an der Oberfläche sichtbar ist, kommen normalerweise mehrere unter Wasser.

· Die Schwimmrichtung der Haie beobachten, um ihren Kurs einschätzen und eine gute Position zur Beobachtung wählen zu können.

· Fotografieren Sie die Rückenflosse. Solche Fotos liefern wertvolle Informationen für Projekte zur Fotoidentifikation.

· Mit Jet-Ski mindestens 500 m Abstand zu Haien einhalten.

Regeln für Tümpelforscher

· Alle Küstentiere mit Respekt behandeln, auch die kleinsten.

· Nicht in Gezeitentümpeln plantschen. Wer sich ruhig verhält, bekommt mehr Tiere zu sehen.

· Möglichst keinen Schatten auf das Wasser werfen. Er erschreckt die Tiere, und sie verstecken sich.

· Auf der Suche nach Tieren Algen langsam zur Seite schieben und Steine vorsichtig anheben. Tiere nicht anfassen, keinesfalls versuchen, sie aus Ritzen zu ziehen oder von Steinen abzulösen. Die Steine später wieder an denselben Platz zurücklegen.

· Um ein Tier genauer anzuschauen, kann es mit einem Netz – noch besser mit den Händen – vorsichtig gefangen und in einen Eimer mit Wasser gesetzt werden. Immer nur ein Tier zur Zeit auf diese Weise studieren. Nicht mehrere gleichzeitig in den Eimer setzen, das verursacht ihnen Stress.

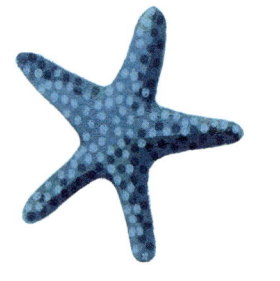

· Das Tier nicht zu lange im Eimer lassen, denn der Sauerstoffgehalt des Wassers nimmt ab. So bald wie möglich wieder vorsichtig in den Tümpel setzen.

· Gezeitentümpel erkundet man am besten bei Niedrigwasser. Am besten vorher fragen, wann die Flut kommt, und das Meer im Auge behalten.

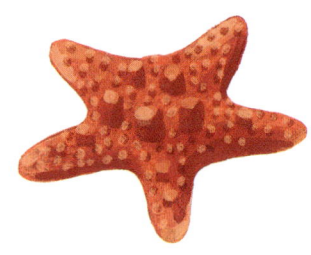

· Behutsames Beobachten und vorsichtigen, respektvollen Umgang mit der Umwelt mit Kindern möglichst früh einüben.

PRODUKTE FÜR DEN STRAND KAUFEN

Das Angebot an nachhaltigen Produkten für den Strand wächst zunehmend. Seien Sie beim Einkauf kritisch.

• Surfboards – Verschiedene Hersteller bieten Surfboards aus »umweltfreundlichen« Materialien an. Dabei kann es sich um nachhaltig produzierte Rohstoffe wie Holz handeln, aber auch um nachwachsende oder recycelte Stoffe. Außerdem kommen immer häufiger Produktionsverfahren zum Einsatz, bei denen weniger Schadstoffe eingesetzt werden oder anfallen. (Einige Anbieter sind unter http://www.sustainablesurf.org/ecoboard/[179] zu finden.)

• Bademode – ECONYL® ist ein innovativer Nylonfaden, der zu 100 Prozent aus recycelten Rohstoffen besteht, darunter auch aus dem Meer geborgene Fischernetze. Mehrere namhafte Sport- und Bademodenhersteller haben Modelle aus diesen Fasern im Sortiment.

• Net-WorksTM[180] und andere innovative Projekte arbeiten mit Küstengemeinden zusammen, um verlorene Netze aus dem Meer zu bergen. Daraus werden u. a. umweltfreundliche Teppichfliesen hergestellt, die den Gemeinden wertvolle Einnahmen einbringen. Durch solche Initiativen werden Küsten und Dörfer sauberer, und es kommen keine Meerestiere in »Geisternetzen« ums Leben.

• Aus recycelten Fischernetzen werden auch andere Produkte hergestellt, etwa
  – Accessoires wie Sonnenbrillen und Modeschmuck
  – Kleidung und Schuhe, Outdoor-Ausstattung
  – Matten und Läufer für Haus und Garten
  – Freizeitprodukte wie Skateboards, Angelzubehör, Frisbees

Weitere Schritte für ein gutes Umweltgewissen

Helfen Sie bei einer Strandsäuberungsaktion. Motivieren Sie auch Freunde dazu.

- Informieren Sie sich über die nächstgelegene Küste und deren Lebewesen sowie darüber, was für ihren Schutz getan werden kann.

- Wenn Sie sich für ein Anliegen besonders engagieren können, unterschreiben Sie eine Petition oder wenden Sie sich an die zuständige Behörde.

- Unterstützen Sie gemeinnützige Organisationen, die sich für den Gewässer- und Küstenschutz einsetzen – entweder durch Geldspenden oder ehrenamtliches Engagement.

- Folgen Sie auf Twitter #OceanOptimism. Die Initiative wurde 2014 gegründet, um erfolgreiche Meeres- und Küstenschutzprojekte bekannter zu machen.

- Wenn Sie viel Zeit am Meer verbringen, beteiligen Sie sich an der Sammlung oder Auswertung von Daten für ein Forschungsprojekt (z. B. www.buergerschaffen-wissen.de). Es gibt verschiedene Projekte, die bewusst die interessierte Bevölkerung einbeziehen. Dies sind nur einige:

  – »The Great Eggcase Hunt Project« möchte möglichst viele Menschen motivieren, Hai- und Rocheneier zu sammeln, die entweder am Strand angeschwemmt oder beim Tauchen und Schnorcheln unter Wasser entdeckt werden.
  – »Basking Shark Project«: Sichtungen werden in einer Datenbank gesammelt.
  – Angelprojekt »Off the Hook«: Angler sollen ihre Fangrekorde melden.

– »Shark Sightings Database«: Sichtungen werden in einer Datenbank gesammelt.
– »Whale track«: Interessant für Reisen nach Schottland. Die mobile App des Hebridean Whale and Dolphin Trust herunterladen und Sichtungen melden.
– »Floating Forests«: ein Onlineprojekt mit einer riesigen Anzahl von Satellitenbildern, das Wissenschaftlern dabei helfen soll, frühere und aktuelle Kelpwälder zu finden.
– »iSeahorse«: Projekt zur Identifikation und Lokalisierung von Seepferdchen zu Naturschutzzwecken.
– »Seagrass Spotter«: Fischer, Taucher und alle anderen Interessierten können an diesem Projekt mitwirken. Seegraswiesen sollen lokalisiert werden, um sie zu schützen.
– Plankton-Portal: Onlineprojekt mit einer großen Anzahl von Fotos, das Wissenschaftlern bei der Klassifizierung von Plankton helfen soll.
– »Marine Invaders«: Die Teilnehmer sollen 10 Minuten an einem von drei Küstentypen (z. B. Kieselstrand) nach Arten Ausschau halten, die dort nicht heimisch sind (Neozoen), und diese dokumentieren. Ein ähnliches Projekt wurde in Australien ins Leben gerufen.
– »Surfing for Science«: In dieses Projekt zur Überwachung der Küsten wurden Surfer einbezogen, deren Boards mit Temperatursensoren und GPS ausgestattet wurden. Man überlegt, das Projekt auch auf andere Wassersportarten auszuweiten.

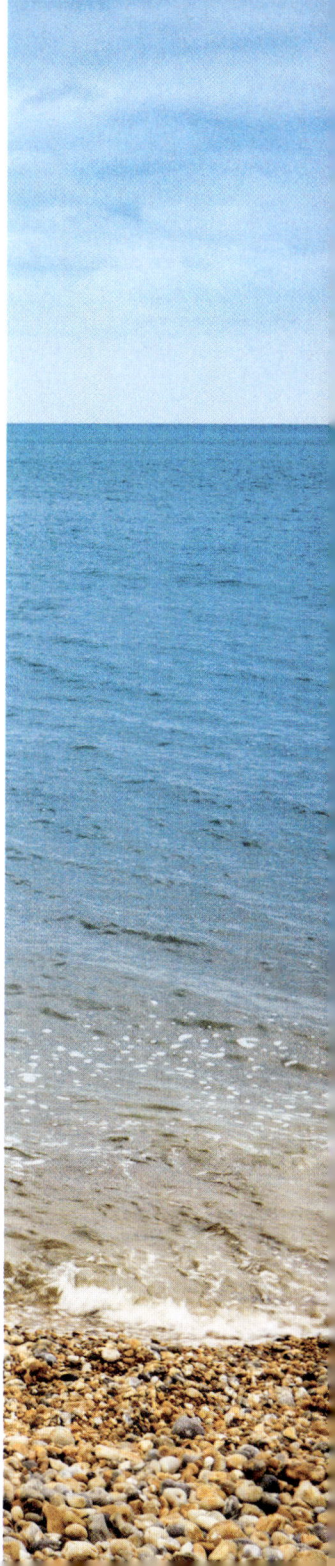

Die Zukunft der BlueHealth-Forschung

Das Bewusstsein, dass der Naturraum von Meer und Küste in vielfältiger Weise der Gesundheit und dem Wohlbefinden des Menschen zuträglich ist, hat dazu beigetragen, dass der Schutz der Meere heute ernster genommen wird. Dass die Ozeane der Welt wichtig sind für die Klimaregulierung, dass sie Nahrung liefern, Quelle für Medikamentenwirkstoffe sind und mehr, ist schon länger bekannt. Aber erst seit kürzerer Zeit beschäftigt sich die Forschung mit dem emotionalen, sozialen, kulturellen und spirituellen Aspekt. Dabei werden teilweise sehr innovative Wege beschritten.

- **Virtuelle und erweiterte Realität:** Studien, in denen Techniken wie virtuelle und erweiterte Realität eingesetzt werden, können Medizinern in Zukunft vielleicht Möglichkeiten an die Hand geben, um den Erholungswert des Naturraums Küste auch älteren Menschen oder Personen mit eingeschränkter Mobilität verfügbar zu machen.

- **Artenvielfalt:** Die Bedeutung der Artenvielfalt für Gesundheit und Wohlbefinden reicht über die konkret genutzten Arten hinaus. Wir erkennen zunehmend, dass allein das Vorhandensein von Pflanzen und Tieren Einfluss auf unser Befinden hat. Momentan konzentriert sich die Forschung auf den positiven Nutzen der Artenvielfalt. Es ist sehr wahrscheinlich, dass ein Verlust der Artenvielfalt negative Auswirkungen auf unser Befinden haben wird. Umso wichtiger ist es, dass sich die Forschung auch weiterhin mit dem komplexen Beziehungsgeflecht zwischen Mensch und Natur beschäftigt.

- **Erweiterung der Forschungsgebiete:** Der weitaus größte Teil aller Studien wurde mit Menschen aus westlichen Industriestaaten durchgeführt. Der Großteil der Weltbevölkerung lebt jedoch in Entwicklungs- oder Schwellenländern. Inzwischen rückt auch die Beziehung dieser Menschen zu Meeren und Küsten in den Fokus der Wissenschaft. Um künftig die Weltmeere besser zu schützen, ist es wichtig, auf Erkenntnisse aus allen Erdteilen und Bevölkerungsgruppen zurückgreifen zu können.

Die Meeresbiologin, Ozeanografin und Forscherin Dr. Sylvia Earle hat es auf den Punkt gebracht: »Wir müssen unsere Meere achten und schützen, als hinge unser Leben von ihnen ab. Denn das ist der Fall.«

QUELLEN

1 https://www.oceanicinstitute.org/aboutoceans/aquafacts.html

2 United Nations (n.d.) Percentage of total population living in coastal areas. Entnommen von http://www.un.org/esa/sustdev/natlinfo/indicators/methodology_sheets/oceans_seas_coasts/pop_coastal_areas.pdf, 23. Mai 2018

3 Wheeler, B. W., White. M., Stahl-Timmins, W. & Depledge, M. H. (2012). Does living by the coast improve health and wellbeing? *Health and Place*, 18, 1198–1201

4 Hattam, C., Beaumont, N. & Austen, M. (2014). The seas, ecosystem services, and human wellbeing. In Bowen, R. E., Depledge, M. H., Carlarne, C. P. & Fleming, L. E. (Hg.). Oceans and *Human Health: Implications for Society and Wellbeing*. (S. 71–112). John Wiley & Sons, Ltd

5 MacNaughton, R. B., Cole, J. M., Dalrymple, R. W., Braddy, S. J., Briggs, D. E. G. & Lukie, T. D. (2002). First steps on land: Arthropod trackways in Cambrian-Ordovician eolian sandstone, southeastern Ontario, Canada. *Geology*, 30, 391–394

6 Ashbullby, K. J., Pahl, S., Webley, P. & White, M. P. (2013). The beach as a setting for families' health promotion: a qualitative study with parents and children living in coastal regions in Southwest England. *Health and Place*, 23, 138–147

7 Wheeler, B., White, M. P., Fleming, L. E., Taylor, T., Harvey, A., & Depledge, M. H. (2014). Influences of the oceans on human health and wellbeing. In Bowen., R. E., Depledge, M. H., Carlarne, C. P. & Fleming, L. E. (Hg.). *Oceans and Human Health: Implications for Society and Wellbeing*. (Kap. 1; S. 3–22). John Wiley & Sons, Ltd, Chichester, UK

8 WHO (World Health Organization) (1946). Präambel zur Verfassung der Weltgesundheitsorganisation, vorgelegt auf der International Health Conference, New York, 19.–22. Juni, 1946; unterzeichnet am 22. Juli 1946 von den Vertretern von 61 Staaten (*Official Records of the World Health Organization*, Nr. 2, S. 100), in Kraft getreten am 7. April 1948. Genf: WHO

9 Bell, S. L., Phoenix, C., Lovell, R. & Wheeler, B. W. (2015). Seeking everyday wellbeing: The coast as a therapeutic landscape. *Social Science & Medicine*, 142, 56–67

10 WHO (2013). Mental health action plan 2013–2020. Entnommen von http://www.who.int/mental_health/publications/action_plan/en/ am 18. Dezember 2015

11 Dodge, R., Daly, A. P., Huyton, J. & Sanders, L. D. (2012). The challenge of defining wellbeing. *International Journal of Wellbeing*, 2, 222–235

12 Ulrich, R. S., Simons, R. F., Losito, B. D., Fiorito, E., Miles, M. A. & Zelson, M. (1991). Stress recovery during exposure to natural and urban environments. *Journal of Environmental Psychology*, 11, 201–230

13 Wallace, R. A., Sanders, G. P. & Ferl, R. J. (1991). *Biology: the Science of Life*. New York: HarperCollins Publishers Inc. (S. 899–902).

14 https://www.bundestag.de/blob/531100/4f36889840d1105fc512aaf45fe12b40/wd-9-041-17-pdf-data.pdf

15 European Agency for Safety and Health at Work – EU-OSHA (2014). European Risk Observatory (Calculating the cost of work-related stress and psychosocial risks) European Risk Observatory Literature Review

16 WHO (2017). World Mental Health Day 2017 – Mental health in the workplace. Entnommen von http://www.who.int/mental_health/world-mental-health-day/2017/en/ am 22. Mai 2018

17 Health Council of the Netherlands and Dutch Advisory Council for Research on Spatial Planning, Nature and the Environment. Nature and Health. The influence of nature on social psychological and physical wellbeing. The Hague: Health Council of the Netherlands and RMNO, 2004: publication no. 2004/09E; RMNO publication nr A02ae

18 Bowler, D. E., Buyung-Ali, L. E., Knight, T. M. & Pullin, A. S. (2010). A systematic review of evidence for the added benefits to health of exposure to natural environments. *BMC Public Health*, 10, 456

19 Velarde, M. D., Fry, G. & Tveit, M. (2007). Health effects of viewing landscapes – landscape types in environmental psychology. *Urban Forestry & Urban Greening*, 6, 199–212

20 Hughes, J., Pretty, J. & Macdonald, D. W. (2013). Nature as a source of health and wellbeing: is this an ecosystem service that could pay for conserving biodiversity? In Macdonald, D. W. & Willis, K. J. (Hg.) *Key Topics in Conservation Biology 2* (S. 143–160). Chichester, West Sussex, UK: Wiley-Blackwell

21 Hartig, T. (2004). Toward understanding the restorative environment as a health resource. Open space–People space: An international conference on inclusive environments. Entnommen von http://www.openspace.eca.ac.uk/conference/proceedings/PDF/Hartig.pdf am 16. Januar 2014

22 Hartig, T., Mitchell, R., De Vries, S. & Frumkin, H. (2014). Nature and health. *Annual Review of Public Health*, 35, 21.1–21.22

23 Miller, J. R. (2005). Biodiversity conservation and the extinction of experience. *TRENDS in Ecology and Evolution*, 20: 430–434

24 St Leger, L. (2003). Health and nature – new challenges for health promotion. *Health Promotion International*, 18, 173–175

25 Ulrich, R. S. (1983). Aesthetic and affective response to natural environment. In Altman, I. and Wohwill, J. F. (Hg.). *Behaviour and the Natural Environment* (S. 85–125). New York: Plenum

26 Ulrich, R. S. (1984). View through a window may influence recovery from surgery. *Science*, 224, 420–421

27 Ulrich, R. S. (1993). Biophilia, biophobia and natural landscapes. In Kellert, S. & Wilson, E. O. (Hg.). *The Biophilia Hypothesis* (S. 73–137). Washington DC: Island Press

28 Hartig, T., Evans, G. W., Jamner, L. D., David, D. S. & Gärling, T. (2003). Tracking restoration in natural and urban field settings. *Journal of Environmental Psychology*, 23, 109–123

29 Berto, R. (2005). Exposure to restorative environments helps restore attentional capacity. *Journal of Environmental Psychology*, 25, 249–259

30 Pretty, J., Peacock, J., Sellens, M. & Griffin, M. (2005). The mental and physical outcomes of green exercise. *International Journal of Environmental Health Research*, 15, 319–337

31 Laumann, K., Gärling, T. & Stormark, K. M., (2001). Rating scale measures of restorative components of environments, *Journal of Environmental Psychology*, 21, 31–44

32 Laumann, K., Gärling, T. & Stormark, K. M., (2003). Selective attention and heart rate responses to natural and urban environments. *Journal of Environmental Psychology*, 23, 125–134

33 Kweon, B. S., Ulrich, R. S., Walker, V. D. & Tassinary, L. G. (2008). Anger and stress: the role of landscape posters in an office setting. *Environment and Behavior*, 40, 355–381

34 Nanda, U., Eisen, S. L. & Baladandayuthapani, V. (2008). Undertaking an art survey to compare patient versus student art preferences. *Environment and Behavior*, 40, 269–301

35 Schneider, S. M. & Hood, L. E. (2007). Virtual reality: A distraction intervention for chemotherapy. *Oncology Nursing Forum*, 34, 39–46

36 Tanja-Dijkstra K., Pahl S., White M. P., Andrade J., Qian C., Bruce M. & Moles, D. R. (2014). Improving dental experiences by using virtual reality distraction: A Simulation Study. *PLoS ONE*, 9: e91276. Doi:10.1371/journal.pone.0091276

37 Huang, S. C. L. (2009). The validity of visual surrogates for representing waterscapes. *Landscape Research*, 34, 323–335

38 Hull, R. B. & Stewart, W. P. (1992). Validity of photo-based scenic beauty judgements. *Journal of Environmental Psychology*, 12, 101–114

39 Kjellgren, A. & Buhrkall, H. (2010). A comparison of the restorative effect of a natural environment with that of a simulated natural environment. *Journal of Environmental Psychology*, 30, 464–474

40 Mayer, F. S., Frantz, C. M., Bruehlman-Senecal, E. & Dolliver, K. (2009). Why is nature beneficial?: The role of connectedness to nature. *Environment and Behavior*, 41, 607–643

41 Shafer, E. L. & Richards, T. A. (1974). A comparison of viewer reactions to outdoor scenes and photographs of those scenes. USDA Forest Service Research Paper NE-302

42 McMahan, E. A. & Estes, D. (2015). The effect of contact with natural environments on positive and negative affect: A meta-analysis. *The Journal of Positive Psychology*, doi:10.1080/17439760.2014.994224

43 Bratman, G. N., Hamilton, J. P. & Daily, G. C. (2012). The impacts of nature experience on human cognitive function and mental health. *Annals of the New York Academy of Sciences*, 1249, 118–136

44 Gascon, M., Triguero-Mas, M., Martinez, D., Dadvand, P., Forns, J., Plasència, A. & Nieuwenhuijsen, M. J. (2015). Mental health benefits of long-term exposure to residential green and blue spaces: A systematic review. *International Journal of Environmental Research and Public Health*, 12, 4354–4379

45 Luttik, J. (2000). The value of trees, water and open space as reflected by house prices in the Netherlands. *Landscape and Urban Planning*, 48, 161–167

46 Lange, E., & Schaeffer, P. V. (2001). A comment on the market value of a room with a view. *Landscape and Urban Planning*, 55, 113–120

47 White, M., Pahl, S., Wheeler, B. W., Fleming, L. E. F. & Depledge, M. H. (2016). The 'Blue Gym': What can blue space do for you and what can you do for blue space? *Journal of the Marine Biological Association*, 96, 5–12

48 Coss, R. G., Ruff, S. & Simms, T. (2003). All that glistens: II. The effects of reflective surface finishes on the mouthing activity of infants and toddlers, *Ecological Psychology*, 15, 197–213

49 White, M., Smith, A., Humphryes, K., Pahl, S., Snelling, D. & Depledge, M. (2010). Blue space: The importance of water for preference, affect, and restorativeness ratings of natural and built scenes. *Journal of Environmental Psychology*, 30, 482–493

50 Berman, M. G., Jonides, J. & Kaplan, S. (2008). The cognitive benefits of interacting with nature. *Psychological Science*, 19, 1207–1211

51 Herzog, T. R. (1985). A cognitive

analysis of preferences for water-scapes, *Journal of Environmental Psychology*, 5, 225–241

52 Simaika, J. P. & Samways, M. J. (2010). Biophilia as a universal ethic for conserving biodiversity. *Conservation Biology*, 24, 903–906

53 Heerwagen, J. (2009). Biophilia, health, and wellbeing. In: Campbell, L. & Wiesen, A. (Hg.). *Restorative commons: creating health and wellbeing through urban landscapes.* (S. 38–57). Gen. Tech Rep. NRS-P-39. U.S. Department of Agriculture, Forest Service, Northern Research Station

54 Wilson, E. O. (1993). Biophilia and the conservation ethic. In Kellert, S. & Wilson, E. O. (Hg.). *The Biophilia Hypothesis* (S. 31–41). Washington DC: Island Press

55 Kellert, S. R. (2008). Biophilia. In Jørgensen, S. E. & Fath, B. D. (Hg.). *Encyclopedia of Ecology* (S. 462–466). Amsterdam, Niederlande: Elsevier

56 van den Berg, M. M. H. E., Maas, J., Muller, R., Braun, A., Kaandorp, W., van Lien, R., van Poppel, M. N. M., van Mechelen, W. & van den Berg, A. E. (2015). Autonomic Nervous System Responses to Viewing Green and Built Settings: Differentiating Between Sympathetic and Parasympathetic Activity. *International Journal of Environmental Research and Public Health*, 12, 15860–15874

57 Kaplan, R. & Kaplan, S. (1989). *The Experience of Nature: A Psychological Perspective.* New York, U.S., Cambridge University Press

58 Kaplan, S., Bardwell, L. V. & Slakter, D. B. (1993). The museum as a restorative environment. *Environment and Behavior*, 25, 725–742

59 Kaplan, S. (1995). The restorative benefits of nature: toward an integrative framework. *Journal of Environmental Psychology*, 15, 169–182

60 Pol, E. (2006). Blueprints for a History of Environmental Psychology (I): From First Birth to American Transition. *Medio Ambiente y Comportamiento Humano*, 7, 95–113

61 Gifford, R. (2014). Environmental psychology matters. *Annual Review of Psychology*, 65, 541–579

62 Domingo, J. L. (2007). Omega-3 fatty acids and the benefits of fish consumption: Is all that glitters gold?

Environment International, 33, 993–998

63 Cornish, M. L. & Garbary, D. J. (2010). Antioxidants from macroalgae: potential applications in human health and nutrition, *Algae*, 25, 155–171

64 Rajapakse, N. & Kim, S-K. (2011). Chapter 2 Nutritional and digestive health benefits of seaweed *Advances in Food and Nutrition Research*, 64, 17–28

65 Anjum K., Abbas, S. Q., Shah, S. A. A., Akhter, N., Batool, S. & ul Hannan, S. S. (2016). Marine sponges as a drug treasure. *Biomolecules and Therapeutics*, 24, 347–362

66 Charlier, R. H. & Chaineux, M-C. P. (2009). The Healing Sea: A Sustainable Coastal Ocean Resource: Thalassotherapy. *Journal of Coastal Research*, 25, 838–856

67 Fenical, W. (1996). Marine biodiversity and the medicine cabinet – The status of new drugs from marine organisms. *Oceanography* 9, 23–27

68 FAO Website. Antimicrobial resistance – What you need to know. Entnommen von http://www.fao.org/zhc/detail-events/en/c/451065/ am 11. Juni 2018

69 WHO Website. Antibiotic resistence. Entnommen von http://www.who.int/news-room/fact-sheets/detail/antibiotic-resistance am 11. Juni 2018

70 Bell, S., Lovell, R., Hollenbeck, J., White, M. & Depledge, M. (2018). Coastal health: risks and benefits. In Foley, R., Kearns, R., Kistemann, T. & Wheeler, B. (Hg.). *Blue Space, Health and Wellbeing: Hydrophilia Unbounded* (Kap. 9); Oxford, Routledge.

71 Ernst, E. (2000). The role of complementary and alternative medicine. *British Medical Journal*, 321, 1133–1135

72 Gröber, U., Werner, T., Vormann, J. & Kister, K. (2017). Myth or Reality– Transdermal Magnesium? *Nutrients*, 9, 813; doi:10.3390/nu9080813

73 Watkins, K. & Josling, P. D. (2010) A Pilot Study to determine the impact of Transdermal Magnesium treatment on serum levels and whole body CaMg Ratios. *European Journal for Nutraceutical Research*, S. 8

74 NHS website. Benefits of exercise. Entnommen von https://www.nhs.uk/live-well/exercise/exercise-health-benefits/ am 4. Juni 2018

75 Elkins, M. R., Robinson, M., Rose, B. R., Harbour, C., Moriarty, C. P., Marks, G. B….& Bye, P. T. P. (2006). A Controlled Trial of Long-Term Inhaled Hypertonic Saline in Patients with Cystic Fibrosis. *New England Journal of Medicine*, 354, 229–224

76 Barton J. & Pretty J. (2010). What is the best dose of nature and green exercise for improving mental health? A multi-study analysis. *Environmental Science and Technology*, 44, S. 3947–3955

77 Focht, B. C. (2009). Brief walks in outdoor and laboratory environments: effects on affective responses, enjoyment, and intentions to walk for exercise. *Research Quarterly for Exercise and Sport*, 80, S. 611–620

78 Ceci R. & Hassmen P. (1991). Self-monitored exercise at three different RPE intensities in treadmill vs field running. *Medicine and Science in Sports and Exercise*, 23, S. 732–738

79 Bird, W. (2007). Natural Thinking. Investigating the links between the Natural Environment, Biodiversity and Mental Health. A report for the Royal Society for the Protection of Birds (S. 116)

80 Depledge, M. H. & Bird, W. J. (2009). The Blue Gym: Health and wellbeing from our coasts. *Marine Pollution Bulletin*, 58, 947–948.

81 Young, N. (1983). *The History of Surfing – Nat Young with Craig McGregor and Rod Holmes*. Palm Beach Press (S. 224)

82 Elliott, L. R., White, M. P., Grellier, J., Rees, S. E., Waters, R. D. & Fleming, L. E. (2018). Recreational visits to marine and coastal environments in England: Where, what, who, why, and when? *Marine Policy*, https://doi.org/10.1016/j.marpol.2018.03.013

83 White, M. P., Wheeler, B. W., Herbert, S., Alcock, I. & Depledge, M. H. (2014). Coastal proximity and physical activity: is the coast an under-appreciated public health resource? *Preventative Medicine*, 69, 1350140

84 Lee, I.-M. & Buchner, D. M. (2008). The Importance of Walking to Public Health. *Medicine and Science in Sports and Exercise*, 40, S. S512–S518

85 Elliott, L. R., White, M. P., Grellier, J., Rees, S. E., Waters, R. D. & Fleming, L. E. (2018). Recreational visits to marine and coastal environments in England: Where, what, who, why, and when? *Marine Policy*, https://doi.org/10.1016/j.marpol.2018.03.013

86 White, M. P., Bell, S., Elliott, L., Jenkin, R., Wheeler, B. W. & Depledge, M. H. (2016). The health effects of blue exercise in the UK. In Barton, J., Bragg, R., Wood, C. & Pretty, J. (Hg.), *Green Exercise: Linking Nature, Health and Wellbeing* (Chp 7, S. 69–78); Oxford, Routledge

87 Takeshima, N., Rogers, M. E., Watanabe, E., Brechue, W. F., Okada, A., Yamada, T., Islam, M. M. & Hayano, J. (2002). Water-based exercise improves health-related aspects of fitness in older women. *Medicine and Science in Sports and Exercise*, 34, 544–551

88 de Andrade, S. C., de Carvalho, R. F., Soares, A. S., de Abreu Freitas, R. P., de Medeiros Guerra, L. M. & Vilar, M. J. (2008). Thalassotherapy for fibromyalgia: a randomized controlled trial comparing aquatic exercises in sea water and water pool. *Rheumatology International*, 29, 147–152

89 Learning Outside the Classroom website: http://www.lotc.org.uk/

90 Hignett, A., White, M. P., Pahl, S., Jenkin, R. & Le Froy, M. (2018). Evaluation of a surfing programme designed to increase personal wellbeing and connectedness to the natural environment among 'at risk' young people. *Journal of Adventure Education and Outdoor Learning*, 18, 53–69

91 Nichols, W. J. (2014). Red mind, grey mind, blue mind: The health benefits of water. In Blue Mind: How water makes you happier, more connected and better at what you do (S. 139–181). Little, Brown and Company, USA

92 Telford, R. M., Telford, R. D., Olive, L. S., Cochrane, T. & Davey, R. (2016). Why are girls less physically active than boys? Findings from the LOOK longitudinal study. *PLoS ONE*, 11(3), e0150041. doi:10.1371/journal.pone.0150041

93 Craft, B. B., Haley A., Carroll, H. A. & Lustyk, M. K. B. (2014). Gender

Differences in Exercise Habits and Quality of Life Reports: Assessing the Moderating Effects of Reasons for Exercise. *International Journal of Liberal Arts and Social Science*, 2(5): 65–76

94 Poulain, M., Pes, G. M., Grasland, C., Carru, C., Ferruccid, L., Baggio, G., Franceschi, C. & Deiana, L. (2004). Identification of a geographic area characterized by extreme longevity in the Sardinia island: the AKEA study, *Experimental Gerontology*, 39, 1423–1429

95 Global Wellness Summit (2018). 2018 Wellness Trends, from Global Wellness Summit Report Copyright © 2017–2018 by Global Wellness Summit. Entnommen von https://www.globalwellnesssummit.com/2018-global-wellness-trends/ am 10. April 2018

96 Healthline website: https://www.healthline.com/nutrition/10-reasons-why-good-sleep-is-important#section10 am 4. Juni 2018

97 Ratcliffe, E. (2015). Sleep, mood and coastal walking. Report prepared for The National Trust. Entnommen von https://www.nationaltrust.org.uk/documents/sleep-mood-and-coastal-walking---a-report-by-eleanor-ratcliffe.pdf am 3. Juni 2018

98 Daniels, S. L. (2002). On the ionization of air for removal of noxious effluvia (Air ionization of indoor environments for control of volatile and particulate contaminants with nonthermal plasmas generated by dielectric-barrier discharge). IEEE Transactions on Plasma Science, 30, 1471–1481

99 Perez, V., Alexander, D. D. & Bailey, W. H. (2013). Air ions and mood outcomes: a review and meta-analysis. *BMC Psychiatry*, 13, 29

100 NHS website. Entnommen von https://www.nhs.uk/conditions/vitamins-and-minerals/vitamin-d/ am 4. Juni 2018

101 Bahrami, A., Mazloum, S. R., Maghsoudi, S., Soleimani, D., Khayyatzadeh, S. S., Arekhi, S. & Ghayour-Mobarhan, M. (2017). High Dose Vitamin D Supplementation Is Associated With a Reduction in Depression Score Among Adolescent Girls: A Nine-Week Follow-Up Study, *Journal of Dietary Supplements*, 15, 173–182

102 Vidgren, M., Virtanen, J. K., Tolmunen, T., Nurmi, T., Tuomainen, T.-P., Voutilainen, S. & Ruusunen, A. (2018). Serum Concentrations of 25-Hydroxyvitamin D and Depression in a General Middle-Aged to Elderly Population in Finland. *The Journal of Nutrition, Health and Aging*, 22, 159–164

103 Williams, C. E., Williams, E. A. & Corfe, B. M. (2018). Vitamin D status in irritable bowel syndrome and the impact of supplementation on symptoms: what do we know and what do we need to know? *European Journal of Clinical Nutrition*, doi: 10.1038/s41430-017-0064-z

104 Aranow, C. (2011). Vitamin D and the immune system. *Journal of Investigative Medicine*, 59, 881–886

105 NHS Website. Entnommen von https://www.nhs.uk/conditions/metabolic-syndrome/ am 4. Juni 2018

106 Schmitt, E. B., Nahas-Neto, J., Bueloni-Dias, F., Poloni, P. F., Orsatta, C. L. & Nahas, E. A. P. (2018). Vitamin D deficiency is associated with metabolic syndrome in postmenopausal women. *Maturitas*, 107, 97–102

107 Ali, M. N. & Vaidya, V. (2007). Vitamin D and cancer, *Journal of Cancer Research and Therapeutics*, 3, 225–230

108 Giovannucci, E., Liu, Y., Rimm, E. B., Hollis, B. W., Fuchs, C. S., Stampfer, M. J. & Willett, J. C. (2006). Prospective Study of Predictors of Vitamin D Status and Cancer Incidence and Mortality in Men. *Journal of the National Cancer Institute*, 98, 451–459

109 Volker, S. & Kistemann, T. (2011). The impact of blue space on human health and wellbeing – Salutogenic health effects of inland surface waters: A review. *International Journal of Hygiene and Environmental Health*, 214, 449–460

110 Yamashita, S. (2003). Perception and evaluation of water in landscape: use of photo-projective method to compare child and adult residents' perceptions of a Japanese river environment. Landscape and Urban Planning, 62, 3–17.

111 Korpela, K. M., Hartig, T., Kaiser, F. G. & Fuhrer, U. (2001). Restorative experience and self-regulation in favorite places. *Environment & Behavior*, 33, 572–589

112 White, M. P., Pahl, S., Ashbullby, K., Herbert, S. & Depledge, M. H. (2013). Feelings of restoration from recent nature visits. *Journal of Environmental Psychology*, 35, 40–51

113 Pearson, D. G. and Craig, T. (2014). The great outdoors? Exploring the mental health benefits of natural environments. *Frontiers in Psychology*, 5, 1178. Doi: 10.3389/fpsyg.2014.01178

114 Mitchell, R. & Popham, F. (2008). Greenspace, urbanity and health: relationships in England. *Journal of Epidemiology and Community*, 61, 681–683

115 Peng, C., Yamashita, K. & Kobayashi, E. (2016). Effects of the coastal environment on wellbeing. *Journal of Coastal Zone Management*, 19, DOI: 10.4172/2473–3350.1000421

116 Palmer, S. E. & Schloss, K. B. (2010). An ecological valence theory of human color preference. *Proceedings of National Academy of Science*, 107, 8877–8882

117 Nichols, W. J. (2014). The senses, the body, and "Big Blue". In *Blue Mind: How water makes you happier, more connected and better at what you do* (S. 79–104). Little, Brown and Company, USA

118 BBC Website: Entnommen von http://www.bbc.co.uk/homes/design/colour_psychologyofcolour.shtml#blue_ am 18. Juni 2018

119 Today Website entnommen: https://today.yougov.com/topics/international/articles-reports/2015/05/12/why-blue-worlds-favorite-color am 18. Juni 2018

120 White, M. P., Cracknell, D., Corcoran, A., Jenkinson, G. & Depledge, M. H, (2014). Do preferences for waterscapes persist in inclement weather and extend to sub-aquatic scenes? *Landscape Research*, 39, 339–358

121 Hägerhäll, C. M., Laike, T., Küller, M., Marcheschi, E., Boydston, C. & Taylor, R. P. (2015). Human Physiological Benefits of Viewing Nature: EEG Responses to Exact and Statistical Fractal Patterns. *Nonlinear Dynamics, Psychology, and Life Sciences*, 19, 1–12

122 Gillis, K. & Gatersleben, B. (2015). A Review of Psychological Literature on the Health and Wellbeing Benefits

of Biophilic Design. Buildings, 5, 948–963

123 Pérez-Martínez, G., Torija, A. J. & Ruiz, D. P. (2018). Soundscape assessment of a monumental place: A methodology based on the perception of dominant sounds. *Landscape and Urban Planning,* 169, 12–21

124 Rew, K. (2008). *Wild Swim: River, Lake, Lido And Sea: The Best Places To Swim Outdoors In Britain.* London: Guardian Books

125 Kjellgren, A. & Westman, J. (2014). Beneficial effects of treatment with sensory isolation in flotation-tank as a preventive health-care intervention – a randomized controlled pilot trial. *BMC Complementary & Alternative Medicine,* 14, 417

126 White, M. P., Weeks, A., Hooper, T., Bleakley, L., Cracknell, D., Lovell, R. & Jefferson, R. L. (2017). Marine wildlife as an important component of coastal visits: The role of perceived biodiversity and species behaviour. *Marine Policy,* 78, 80–89

127 Cracknell, D., White, M. P., Pahl, S., Nichols, W. J. & Depledge, M. H. (2016). Marine biota and psychological wellbeing: A preliminary examination of dose-response effects in an aquarium setting. *Environment and Behavior,* 48, 1242–1269. DOI: 10.1177/0013916515597512

128 Jefferson, R. L., Bailey, I., Laffoley, D. d'A., Richards, J. P. & Attrill, M. J. (2014). Public perceptions of the UK marine environment. *Marine Policy,* 43, 327–337

129 Kellert, S. R. (1993). The biological basis for human values of nature. In Kellert, S. & Wilson, E. O. (Hg.). *The Biophilia Hypothesis* (S. 42–69). Washington DC: Island Press

130 Woods, B. (2000). Beauty and the Beast: Preferences for animals in Australia. *The Journal of Tourism Studies,* 11, 25–35

131 Cracknell, D., White, M. P., Pahl, S. & Depledge, M. H. (2017). A preliminary investigation into the restorative potential of public aquaria exhibits: A UK student-based study. *Landscape Research,* 42, 18–32

132 Lindemann-Matthies, P., Junge, X. & Matthies, D. (2010). The influence of plant diversity on people's perception and aesthetic appreciation of grassland vegetation. *Biological Conservation,* 143, 195–202

133 Curtin, S. (2009). Wildlife tourism: the intangible, psychological benefits of human-wildlife encounters. *Current Issues in Tourism,* 12, 451–474.

134 Cziksentmihalyi, M. (1990). *Flow – The Psychology Of Optimal Experience.* New York: Harper & Row

135 Marino, L. & Lilienfeld, S. O. (2007). Dolphin-Assisted Therapy: More Flawed Data and More Flawed Conclusions. *Anthrozoös,* 20, 239–249

136 Nimer, J. & Lundahl, B. (2007). Animal-assisted therapy: A meta-analysis. *Anthrozoös,* 20, 225–238

137 Wortman, R. A., Vallone, T., Karnes, M., Walawander, C., Daly, D. & Fox-Garrity, B. (2018). Pinnipeds and PTSD: An Analysis of a Human-Animal Interaction Case Study Program for a Veteran. *Occupational Therapy International,* Vol 2018, Article ID 2686728, https://doi.org/10.1155/2018/2686728

138 Kidd, A. H. & Kidd, R. M. (1999). Benefits, problems, and characteristics of home aquarium owners. *Psychological Reports,* 84, 998–1004

139 Ginsburg, K. R. and the Committee on Communications and the Committee on Psychosocial Aspects of Child and Family Health (2007). The Importance of Play in Promoting Healthy Child Development and Maintaining Strong Parent-Child Bonds. *Pediatrics,* 119, 182–191

140 Hipp, J. A. & Ogunseiten, O. A. (2011). Effect of environmental conditions on perceived psycho-logical restorativeness of coastal parks. *Journal of Environmental Psychology,* 31, 421–429

141 Wyles, K. J., Pahl, S., Thomas, K. & Thompson, R. C. (2016). Factors That Can Undermine the Psychological Benefits of Coastal Environments: Exploring the Effect of Tidal State, Presence, and Type of Litter. *Environment and Behavior,* 48, 1095–1126

142 Grellier J., White M. P., Albin, M., Bell, S., Elliott, L. R., Gascón, M. … & Fleming, L. E (2017). BlueHealth: a study programme protocol for mapping and quantifying the potential benefits to public health and wellbeing from Europe's blue spaces. *BMJ Open* 2017;7:e016188. doi:10.1136/ bmjopen-2017-016188

143 Casagrande Website: Entnommen von https://www.casagrandelaboratory.com/marco-casagrande/ am 3. Juli 2018

144 Thompson Coon, J., Boddy, K., Stein, K., Whear, R., Barton, J., & Depledge, M. H. (2011). *Environmental Science and Technology,* 45, 1761–1772

145 Caddick, N., Smith, B. & Phoenix, C. (2015). The Effects of Surfing and the Natural Environment on the WellBeing of Combat Veterans, *Qualitative Health Research,* 25, 76–86

146 Virtual Reality Society Website: Entnommen von https://www.vrs.org.uk/virtual-reality/what-is-virtual-reality.html am 29. Juni 2018

147 Stone, R. J., Small, C., Knight, J. F., Qian, C. & Shingari, V. (2014). Virtual Environments for Health-care Restoration and Rehabilitation. Invited Chapter (Part VI) in Ma, M., Jain, L. C. & Anderson, P. (Hg.) *Virtual and Augmented Reality in Healthcare 1.* Intelligent Systems Reference Library 68; Springer-Verlag: Heidelberg, Deutschland; S. 497–521

148 Tanja-Dijkstra, K., Pahl, S., White, M. P., Auvray, M., Stone, R. J., Andrade, J., May, J., Mills, I. & Moles, D. R. (2017). The Soothing Sea: A Virtual Coastal Walk Can Reduce Experienced and Recollected Pain. *Environment & Behavior,* 1–27 DOI: 10.1177/ 0013916517710077

149 BlueHealth Project website: https://bluehealth2020.eu/ am 18. Juni 2018

150 White, M. P., Smith, A., Humphries, K., Pahl, S., Snelling, D. & Depledge, M. H. (2010). Blue Space: The importance of water for preference, affect and restorative ratings of natural and built scenes. *Journal of Environmental Psychology,* 30,482–493

151 Gould van Praag, C. D. (2017). Mind-wandering and alterations to default mode network connectivity when listening to naturalistic versus artificial sounds. *Scientific Reports,* 7, 45273

152 Ali, B., Al-Wabel, N. A., Shams, S., Ahamad, A., Khan, S. A. & Anwar, F. (2015). Essential oils used in

aromatherapy: A systemic review. *Asian Pacific Journal of Tropical Biomedicine*, 8, 601–611

153 Van Dierendonck, D. & Te Nijenhuis, J. (2005). Flotation restricted environmental stimulation therapy (REST) as a stress-management tool: A meta-analysis, *Psychology and Health*, 20, 405–412

154 Murck H. (2002). Magnesium and affective disorders, *Nutritional Neuroscience*, 5, 375–389

155 Abbasi, B., Kimiagar, M., Sadeghniiat, K., Shirazi. M. M., Hedayati, M. & Rashidkhani B., (2012). *Journal of Research in Medical Sciences*, 17, 1161–1169

156 Morgan P., Salasinski A. & Stults-Kolehmainen M., (2013). *The Journal of Strength and Conditioning Research*, 27, 3467–3474

157 Vartanian, O. & Suedfeld, P. (2011). The Effect of the Flotation Version of Restricted Environmental Stimulation Technique (REST) on Jazz Improvisation, *Music and Medicine*, doi:10.1177/1943862111407640

158 Pimentel, F. B., Alves, R. C., Rodrigues, F. & Oliveira, M., (2017). Macroalgae-Derived Ingredients for Cosmetic Industry—An Update, *Cosmetics*, 5, 2

159 Thomas, N. V. & Kim, S-K., (2013). Beneficial Effects of Marine Algal Compounds in Cosmeceuticals. *Marine Drugs*, 11, 146–164

160 Choi, J-S., Bae, H-J., Kim, S-J. & Choi, I. S. (2011). In vitro antibacterial and anti-inflammatory properties of seaweed extracts against acne inducing bacteria, Propionibacterium acnes. *Journal of Environmental Biology*, 32, 313–318

161 Shibata, T., Fujimoto, K., Nagayama, K., Yamaguchi, K. & Nakamura, T. (2002). Inhibitory Activity Of Brown Algal Phlorotannins Against Hyaluronidase. *International Journal of Food Science and Technology*, 37, 703–709

162 Yamori, Y., Miura, A. & Taira, K (2001). Implications From And For Food Cultures For Cardiovascular Diseases: Japanese Food, Particularly Okinawan Diets. *Asia Pacific Journal of Clinical Nutrition*, 10, 144–145

163 Atashrazm, F., Lowenthal, R. M., Woods, G. M., Holloway, A. F. & Dickinson, J. L. (2015). Fucoidan and Cancer: A Multifunctional Molecule with Anti-Tumor Potential. *Marine Drugs*, 13, 2327–2346

164 Fitzgerald, C., Gallagher, E., Tasdemir, D. & Hayes, M. (2011). Heart Health Peptides from Macroalgae and Their Potential Use in Functional Foods. *Journal of Agricultural and Food Chemistry*, 59, 6829–6836

165 Woodroffe, C. D., Nicholls, R. J., Burkett, V. & Forbes, D. L. (2014). The impact of climate change of coastal ecosystems. In Bowen., R. E., Depledge, M. H., Carlarne, C. P. & Fleming, L. E. (Hg.). *Oceans and Human Health: Implications for Society and Wellbeing* (Cpt 6, S. 141–176). John Wiley & Sons, Ltd, Chichester, UK

166 Jezkova, T. & Wiens, J. J. (2016). Rates of change in climatic niches in plant and animal populations are much slower than projected climate change. *Proceedings of the Royal Society B*, 283: 20162104. http://dx.doi.org/10.1098/rspb.2016.2104

167 Queiroz, N., Humphries, N. E., Mucientes, G., Hammerschlag, N., Lima, F. P., Scales, K. L., Miller, P. I., Sousa, L. L., Seabra, R. & Sims, D. W. (2016). Ocean-wide tracking of pelagic sharks reveals extent of overlap with longline fishing hotspots. *Proceedings of the National Academy of Sciences U.S.A.*, 113, 1582–1587

168 Naylor, R. L., Goldburg, R. J., Primavera, J., Kautsky, N., Beveridge, M. C. M., Clay, J., Folke, C., Lubchenco, J., Mooney, H. & Troell, M. (2001). Effects of Aquaculture on World Fish Supplies. *Issues in Ecology*, 8, 1–8

169 Goksøyr, A. (2006). Endocrine Disruptors in the Marine Environment: Mechanisms of Toxicity and their Influence on Reproductive Processes in Fish. *Journal of Toxicology and Environmental Health*, Part A, 69, 175–184

170 Wilson, M. I., Robertson, L. D., Daly, M. & Walton, S. A. (1995). Effects of visual cues on assessment of water quality. *Journal of Environmental Psychology*, 15, 53–63

171 Kamrowski, R. L., Limpus, C., Moloney, J. & Hamann, M. (2012). Coastal light pollution and marine turtles: assessing the magnitude of the problem. *Endangered Species Research*, 19, 85–98.

172 Salmon, M. (2003). Artificial night lighting and sea turtles. *Biologist*, 50, 163–168

173 Weilgart, L. S. (2007). The impacts of anthropogenic ocean noise on cetaceans and implications for management. *Canadian Journal of Zoology*, 85, 1091–1116

174 Gall, S. C. & Thompson, R. C. (2015). The impact of debris on marine life. *Marine Pollution Bulletin*, 92, 170–179

175 Van Cauwenberghe, L. & Janssen, C. R. (2014). Microplastics in bivalves cultured for human consumption. *Environmental Pollution*, 193, 65–70

176 Smith, N. (2018). Where did all the sand go? *Engineering and Technology (E&T Magazine)*, Bd. 13, Ausg. 7/8 (August/September), 22–25

177 Desprez, M. (2000). Physical and biological impact of marine aggregate extraction along the French coast of the Eastern English Channel: short and long-term post-dredging restoration. *ICES Journal of Marine Science*, 57, 1428–1438

178 Spurling, A. (2018). Where did all the sand go? *Engineering and Technology (E&T Magazine)*, Bd. 13, Ausg. 7/8 (August/September), 46–49

179 http://www.sustainablesurf.org/ecoboard/

180 http://net-works.com/

REGISTER

BILDNACHWEIS

Jenny McConnell Cover

Alamy Stock Photo JHeinimann 41

Getty Images Ippei Naoi 70–71; Jethuynh 128–129

iStock armiblue 144–145; barbaraaaa 143; borchee 83; cinoby 52–53; DarrenTierney 22–23; den-belitsky 64–65; dtokar 131; franckreporter 123; IBorisoff 78; johnandersonphoto 164–165; kn1 75; kokkai 47; lubilub 88–89; Maica 72–73; naumoid 44; nonimatge 167; pixelfit 12–13; Rike_ 68–69; sara_winter 172; Sergey Lisitsyn 120–121; shaunl 170–171; turner890 138; USO 34

Pixabay Free-Photos 93

Unsplash Adam Bixby 160–161; Afrah 15; Ammar Elamir 86–87; Arno Smit 37; Austin Neill 48–49; Erik Jan Leusink 97; Ian Schneider 4–5; Iswanto Arif 81; Jamie Street 180–181; Jason Briscoe 26–27; Jorg Angeli 32–33; Kees Streefkerk 25; Kilarov Zaneit 8; Michael Olsen 124; Noah Usry 30; Rosan Harmens 98; Rube Gutierrez 110; Samule Sun 148; Sean O 60–61; Shawn Ang 154; Shifaaz Shamoon 18; Sora Sagano 118

DANK

Vielen Dank an Kate Adams, die mir dieses Buchprojekt zuge-traut und zu ihm beigetragen hat (Seite 9–10).

Danke an Jo Smith für die Beiträge auf den Seiten 92–115, 119 und 122–151.

Danke an Jo Smith und Leanne Bryan für die Mitwirkung im Lektorat. Es war ein Vergnügen, mit euch zu arbeiten.

Danke an Professor Michael Depledge, der mir den Weg in die Forschung ebnete, an Dr. Mathew White und Dr. Sabine Pahl für ihre Ermutigung und Unterstützung.

Besonderer Dank gebührt Malcolm Woodard, der meine ersten Entwürfe und die vielen Änderungen gelesen hat. Danke Malc – du warst mir eine große Hilfe.